首・肩・背骨の

「可動域」を5度広げるだけで体がラクに健康になる!

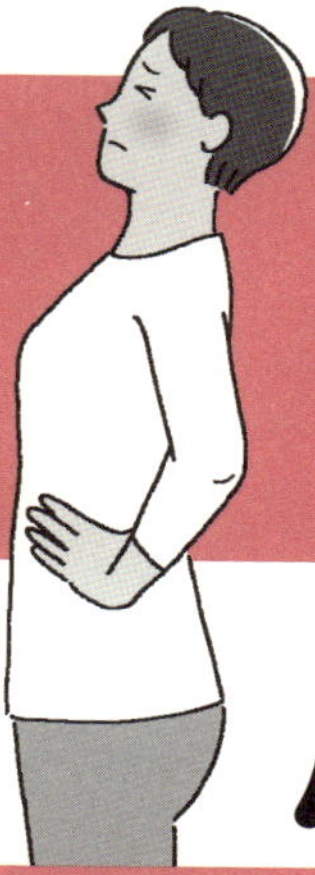

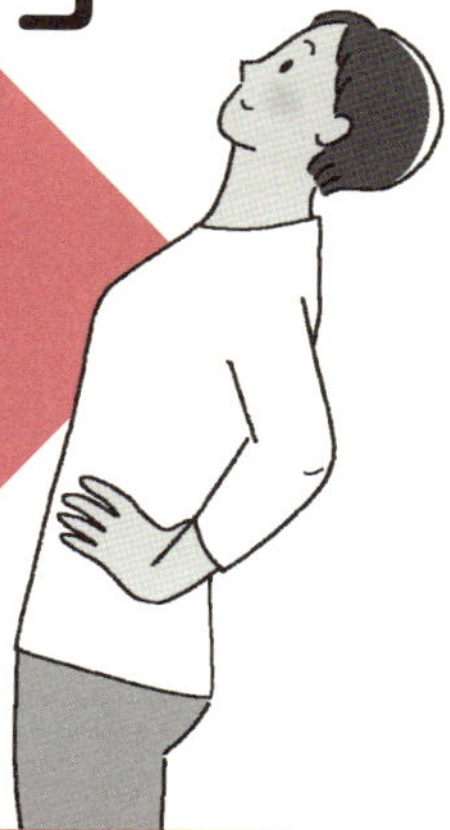

安保雅博

医師／東京慈恵会医科大学附属病院副院長
リハビリテーション科診療部長／主任教授

中山恭秀

理学療法士／東京慈恵会医科大学附属病院
リハビリテーション科技師長／准教授

すばる舎

はじめに

今年2024年、100歳以上の高齢者の数は9万5119人と発表されました。そのうち9割近くは女性でした。平均寿命は男性約81歳、女性約87歳ですから、当然と言えます。

私は1963年生まれですが、その当時の100歳以上の高齢者は153人だったそうです。約60年で、なんと約600倍にもなったということです。

自分が学生のときは、100歳を超えるのはまだ大変珍しく、長寿のお祝いで市長などから表彰され、何か素敵なプレゼントをされていた覚えがあります。それが今では9万人もいらっしゃる。ほんの数十年前には想像できなかった時代になっているのです。

それにしても、今100歳以上の高齢者は、戦前戦後という苦しい時代を日本の発展を願いながら生き抜いてきた、たたき上げの人たちです。精神的にも肉体的にも鍛えられています。

まねをすることはできるのでしょうか？　自分は絶対にまねできないだろうと正直、思っています。医者ですが痛いの嫌だし、自分に激アマなので、そんなに長生きできるとは思えません。


しかし、元気な高齢者を参考にさせてもらうのは、やぶさかではないのです。

それは何か？　端的に言うと、「元気な高齢者は見た目より若く、姿勢が良い」ということです。元気だから、若々しく姿勢が良いのか。それとも、見た目を若々しくし、姿勢を良くしているからこそ元気なのか……。

卵が先か鶏が先かはわかりませんが、若々しく姿勢良くすることが、まずは元気な高齢者になる近道ではないかと思っています。

そんな思いから、おかげさまで11万部を超えるベストセラーとなった『何歳からでも丸まった背中が2ヵ月で伸びる！』をはじめとする、体のメンテナンス本を出版してきました。本書は、上半身のやわらかさ＝関節可動域の広さに焦点をあて、「若々しく、姿勢の良い体」を手に入れる方法をご提案します。

私のお気に入りは「ぶら下がり健康器」です。昔、はやりました。たいていの家で洗濯物掛けになった末、どこかにいってしまったあれです。家にも医局にもあります。以前では考えられないほどのデスクワーク量で、手を真上まで上げる必要のない世の中になりました。私も腕が上がらない、ひどい五十肩でした。でも、ぶら下がり健康器を使っていたら、肩の関節可動域が保たれ、五十肩もなくなりました。

また、腰に手をあてて少し反りかえり、首を後ろに倒して真上を見ることもよくやっています。おかげで首の関節可動域も増えました。

あと、革靴はやめて白のスニーカーにしました。見た目を若々しく、イケオジにするためです。少し若返ったような気分になりました。

本書は、私が診療部長を務めるリハビリテーション科の理学療法士、中山恭秀技師長との共著です。主に1・4章を私、2・3章を中山技師長が担当しました。

この本が、読者のみなさまのお役に立てれば幸いです。上半身の関節可動域が5度改善するだけで、世界が変わるのです。

安保雅博

目次

第2章
どこまで動かせる？ 首・肩・背骨の可動域チェック

第3章

1カ月で5度広げる！首・肩・背骨の可動域ストレッチ

第4章

関節可動域が広いことはあらゆる点で重要

第

1

章

上半身の「関節可動域」がせまいと病気の原因に!?

「体がかたい・やわらかい」とはどういうこと?

骨と骨をつなぐ関節の「可動域」の広さ

「体がやわらかいね」「体がかたいね」とよく言われます。

なにげなく使っている言葉ですが、あらためて「体がやわらかい・かたい」とは、具体的にどういうことでしょうか。

それは、骨と骨をつなげる「関節」がどれくらい曲げ伸ばしできるか、ということです。

たとえば肘は、いわゆる「うで」の骨（前腕骨）と、二の腕の骨（上腕骨）をつなげている関節です。肘関節を曲げたり伸ばしたりすることで、「肘を動かす」ことができるわけです。

あるいは、足の付け根は、骨盤の骨と太ももの骨（大腿骨）がつながっています。こ

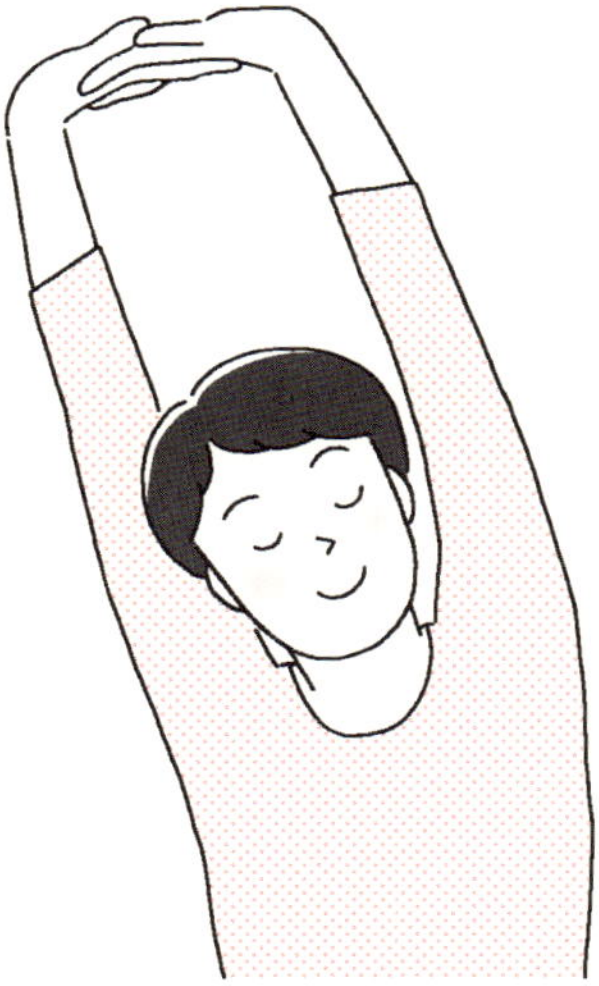

の関節が「股《こ》関節」です。股関節を曲げたり伸ばしたりすることで、足を上に上げたり、前に出したりすることができるのです。

このように、関節をどれくらい曲げ伸ばしできるか、どれくらい動かすことができるかの範囲を**「関節可動域」**と言います。

関節はおおよそ、骨と骨の間に椎間板《ついかんばん》（クッションのようなもの）があり、靭帯《じんたい》・腱・筋肉および関節包が関節を取り巻いています（P17）。

なので、**取り巻きがどのくらいのかたさであるかで、可動域は決まります。**取り巻きがよりゆるく柔軟であればあるほど、より大きく動くことができる。つまり、よく「伸びる」「曲げる」ことができるので、それだけ関節の動く範囲、可動域が広くなります。それを「体がやわらかい」と表現します。

逆に、取り巻きが強固であるほど、伸びづらく曲げづらくなり、関節可動域がせまくなる。つまり、動きは小さくなります。それが「体がかたい」となります。

ストレッチは関節を取り巻く筋肉を柔軟にする

年をとると若いときに比べ、お肌の水分量も減り、しわが増えてきます。関節をつなぐ椎間板もほとんど水分なので、薄っぺらくなってきます。関節を取り巻く靭帯や筋肉もかたくなってきます。

このため、関節可動域は年齢とともに、だんだんせまくなってくることが多いです。子どもの頃を思い出してみたら、あの頃は体がやわらかく、あんな動きやこんな動きもラクにこなせたなあ……と思うのではないでしょうか。

体の柔軟性はとても大切です。今、筋トレがブームですが、筋肉を鍛えるだけでなく、関節を取り巻く筋肉を柔軟にする、つまりストレッチも欠かせません。

関節の構造

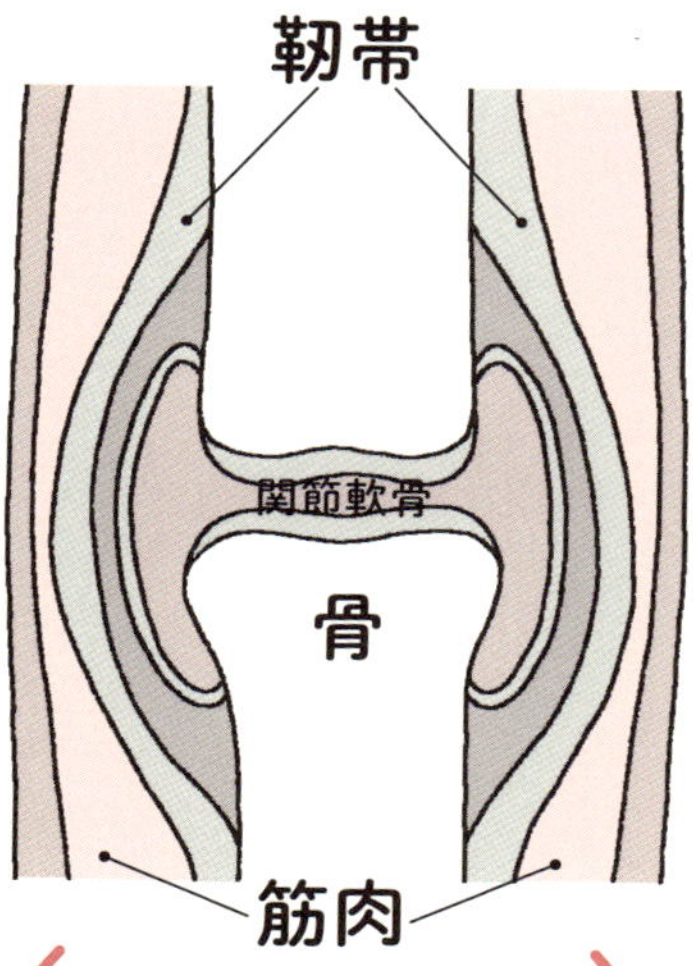
靭帯
関節軟骨
骨
筋肉

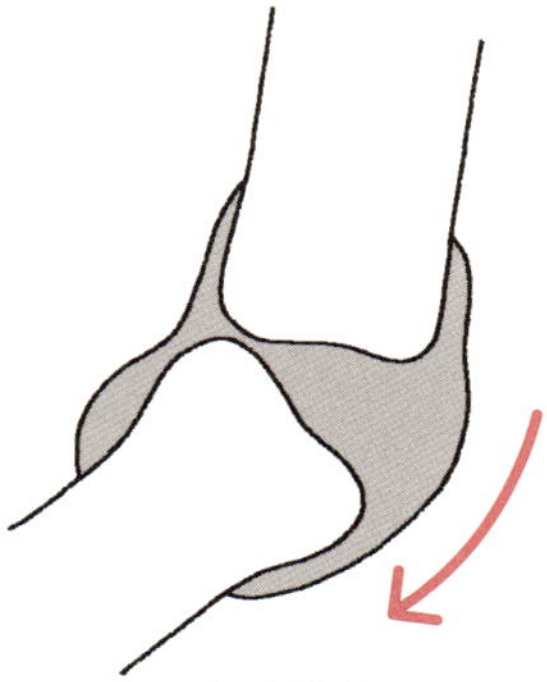
関節を取り巻く筋肉が
やわらかければ…
よく動く!

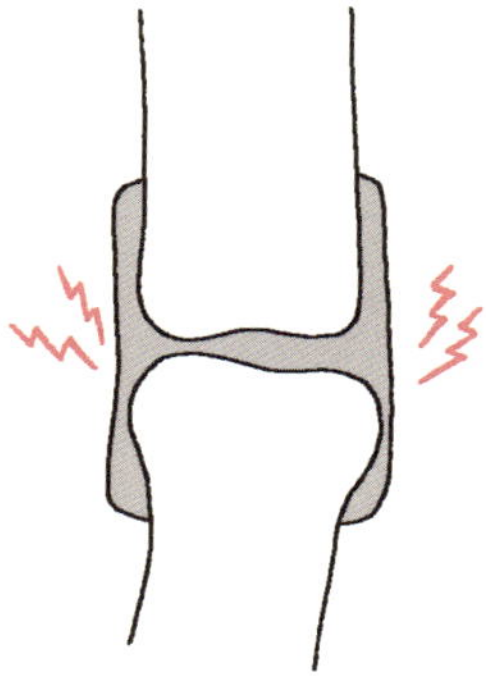
かたいと…
動きづらい!

関節可動域というのは言いにくい言葉ですね。

英語では「Range of Motion」です。略してROMと言います。ロムです。「君の肩関節の屈曲のロムはいかほど?」なんて、日常会話で言われる日も遠くないかもしれません。

足を鍛えても転倒する原因が「上半身」にあった！

十分に腕を振って体をひねれず、歩行が不安定に

体をやわらかくするストレッチというと、下半身、なかでも股関節のストレッチを考える方が多いのではないでしょうか。

たしかに下半身、股関節は重要です。それは、やはり「歩く」ことに直結しているからです。

今は90代まで長生きするのが珍しくない時代です。日本の2007年生まれ、ちょうど高校生の年頃の子の半分は、107歳まで生きるという、なんだか信じがたいデータがこの間出てきました。

一方で、「健康上の問題で日常生活に制限がない期間」である健康寿命は、男性72歳、女性75歳とされています。

「ずっと歩ける体でいたい」とは、多くの高齢者の願いだと思います。介護保険の要支援の原因のほとんどは、骨関節疾患や骨折です。転倒によって股関節を骨折したことがきっかけで、寝たきりになる方も少なくありません。

転ばないように、しっかり下半身を鍛え、ストレッチで柔軟にしておこう……。「強化すべきは、下半身」と考えるのも当然のことです。

けれども実は、転倒の原因は上半身にもあるということを知っていましたか？

人間は下半身、足だけで歩くわけではありません。上半身も使うのです。「倒立振子理論」と言って、腕を振り、上半身を回旋（ねじる）して、その反動で足を前に出すのです。このとき、左右の手足を交互に振り出します。盆踊りの踊り手のように、同側の手と足が同じように出ないわけです。

ところが、高齢になると、この「上半身の回旋」が十分にできない方が多くなるという事実があります。体がかたくなり、上半身の可動域がせまくなっているのです。その結果、歩行が不安定になり、転倒につながりやすくなります。

後ろから呼ばれたときに、体をねじって後ろを振り返ることができず、体の向きを後ろに変えながら振り返る、ということも。危ないのは、歩いているときに後ろから

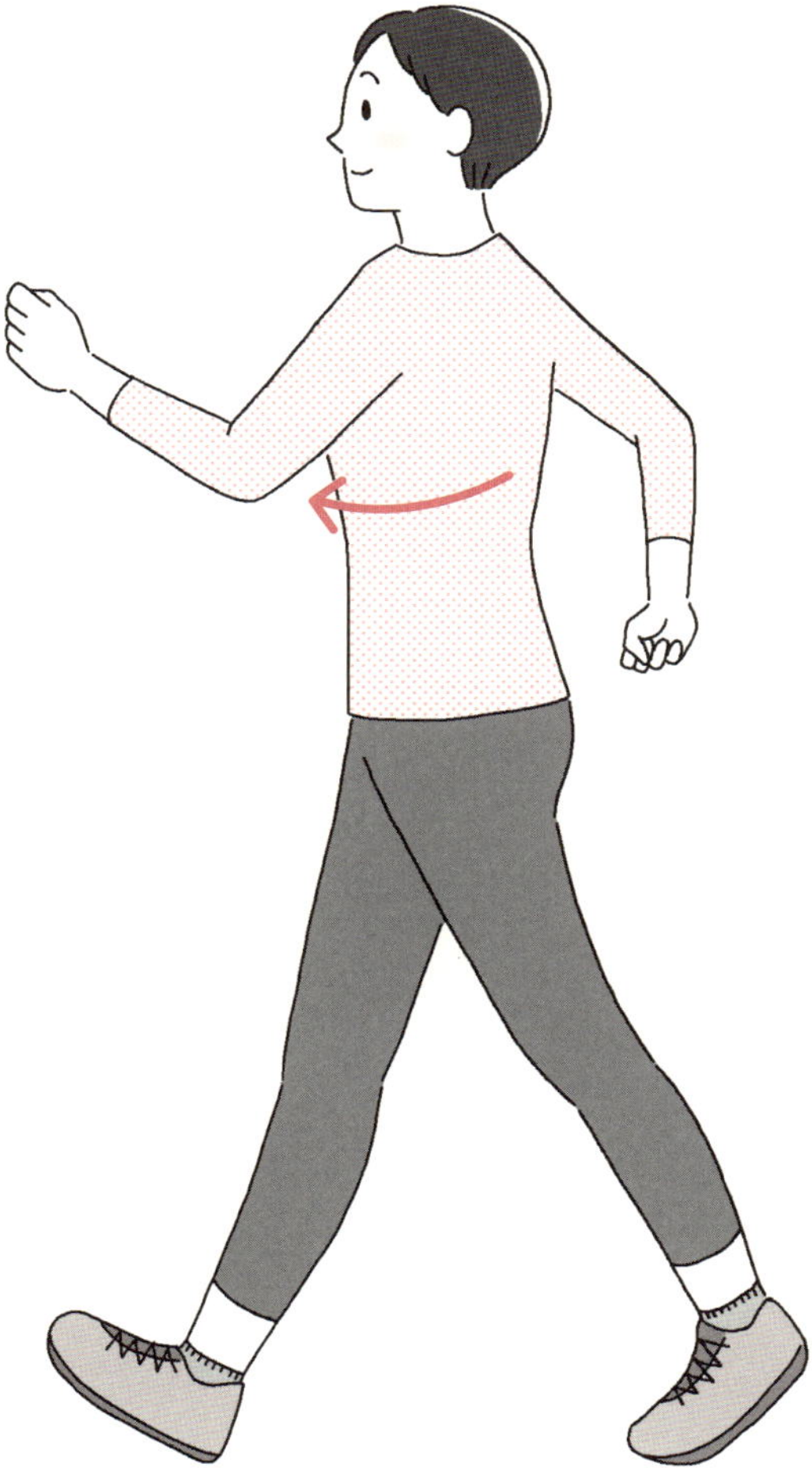

歩くときは「上半身の回旋」を使う

声をかけられ、歩きながら振り向こうとしてしまうケースです。十分に体がねじれず、バランスを崩して転倒……ということも。

ストレッチをよくしている人でも、下半身を重点的に行い、上半身の十分なストレッチはできていないことが、意外と多いものです。

本書では上半身、なかでも「首」「肩」「背骨」について、その柔軟性の重要性とストレッチの方法を解説します。

首がかたいせいで嚥下《えんげ》障害に!?

リハビリテーション科での治療例

病院に入院された高齢の患者さんなどで、食事がうまく飲み込めないという「嚥下《えんげ》障害」の人が、けっこういます。そうすると、我々のリハビリテーション科に治療の依頼が来るわけです。

おおよそは、医師が評価をして看護師さんと食の形態を変えたりしますが、医師の処方により、ST(言語聴覚士)が嚥下機能の改善の訓練をすることが多いものです。

しかしながら、リハビリテーション科では、「首の柔軟性を上げる」という観点から、理学療法士によるリハビリテーション治療を施します。というのも、「首がかたくて動きにくい」、首の可動域が通常の可動域よりせまい人がたくさんいるのです。

嚥下というのは、ものを認識して口の中に入れ、咀嚼《そしゃく》して飲み込む一連の動作です。神経と筋肉の一連の動作とも言えます。要するに、**のど周辺の筋肉がかたかったら、可動域が小さかったら、それだけで飲み込みがうまくいかない**、ということになります。

まさか、首のかたさが嚥下障害の原因だったとは、想像もつかないかもしれません。しかし、現にそういうケースが多く、首の筋肉を柔軟にすることで、飲み込みがよくなることは少なくないのです。

日々の生活の中で、それほど実感することではないので、自覚するのは難しいかもしれませんが、首の可動域に問題がないならば、以下の4つのテストは簡単にクリアできます。

・首を下に向けて、あごが胸（鎖骨の下あたり）につきますか？
・背中をまっすぐにしたまま、首だけで天井を見られますか？
・背中をまっすぐにしたまま、首だけで右の真横より少し後ろ、左の真横より少し後ろを見ることができますか？

・ぐるりと首を右回転、左回転で回すことができますか?

臨床的なことで例をあげると、首のあたりに放射線治療をすることがあります。そのおかげで、がんが完治したり、進行を抑えられたりする患者さんも多々いらっしゃいます。

けれども残念ながら、放射線の影響で、時間が経つとその部分の筋肉がかたくなってしまう場合がほとんどです。その結果、嚥下障害を起こすことになります。放射線の治療が行われることがわかったら、積極的に毎日、首のストレッチをしてもらうのが大事になります。

可動域が減っても なかなか気づけない肩関節

腕が上がらない五十肩に

年をとると、だんだん腕が上に上がらなくなってきます。それはつまり、肩の関節可動域がせまくなっているのです。

五十肩というのがあります。医学的には「肩関節周囲炎」と言います。関節を構成する骨や軟骨、靭帯や腱などが老化し、肩関節の周囲の組織に炎症が起きることが、主な原因と考えられています。

中年以降、とくに50代に多く見られるので、五十肩と呼ばれます。最近は発症する年齢が40代に下がったため、四十肩とも言われるようになりました。なぜ発症する年齢が下がったのでしょうか、とても気になるところです。

五十肩にしても四十肩にしても、**発症するその年代が、ちょうど肩の柔軟性が失わ**

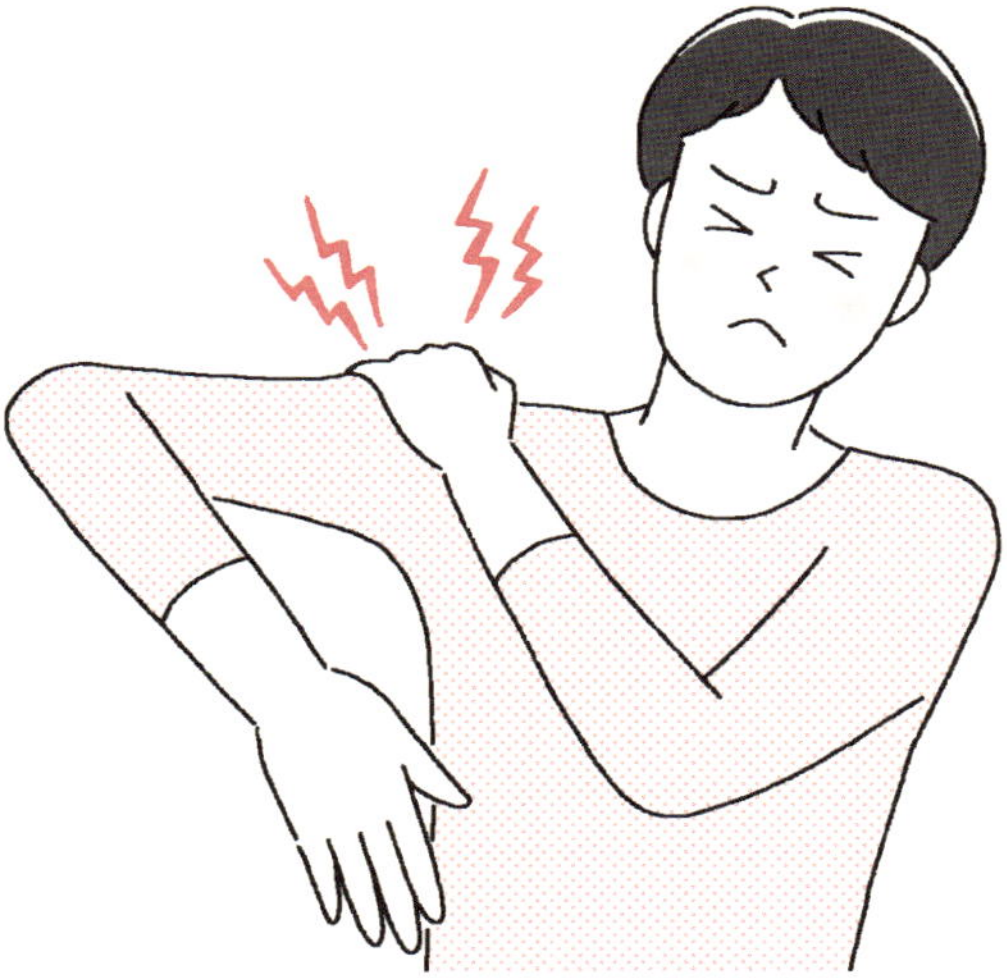

れ、炎症が起こりやすい年代であることを示しています。

首と同様、肩の可動域もせまくなったとは、なかなか実感できないかもしれません。

子どもの頃なら、鉄棒やうんていなどにぶら下がっていましたが、大人になってから「ぶら下がる」機会はそうありません。

いつの間にか、腕が真上に上がらなくなっても、日常生活では問題ないので、気づけないものです。

「首」「肩」「背骨」の可動域が広がるメリット

肺活量が増え、血液循環が良くなる

関節可動域は30度、90度のように度数で表します。

肩なら、屈曲（腕を真上に持ち上げる）、外転（伸ばした腕を外に広げる）、外旋（肘を曲げて前腕を外側に広げる）、水平屈曲（腕を真横に広げて正面へ動かす）など、いくつかのチェックポイントがあり、それぞれに標準となる可動域の角度が決まっています（P56）。

私が苦手なのは、屈曲と伸展、外旋で、標準の可動域角度までいきません。要するに、そこがかたくてかたくて、肩こりの原因になっています。なので、肩がこってきたら、そこのストレッチを念入りに行うことにしています。

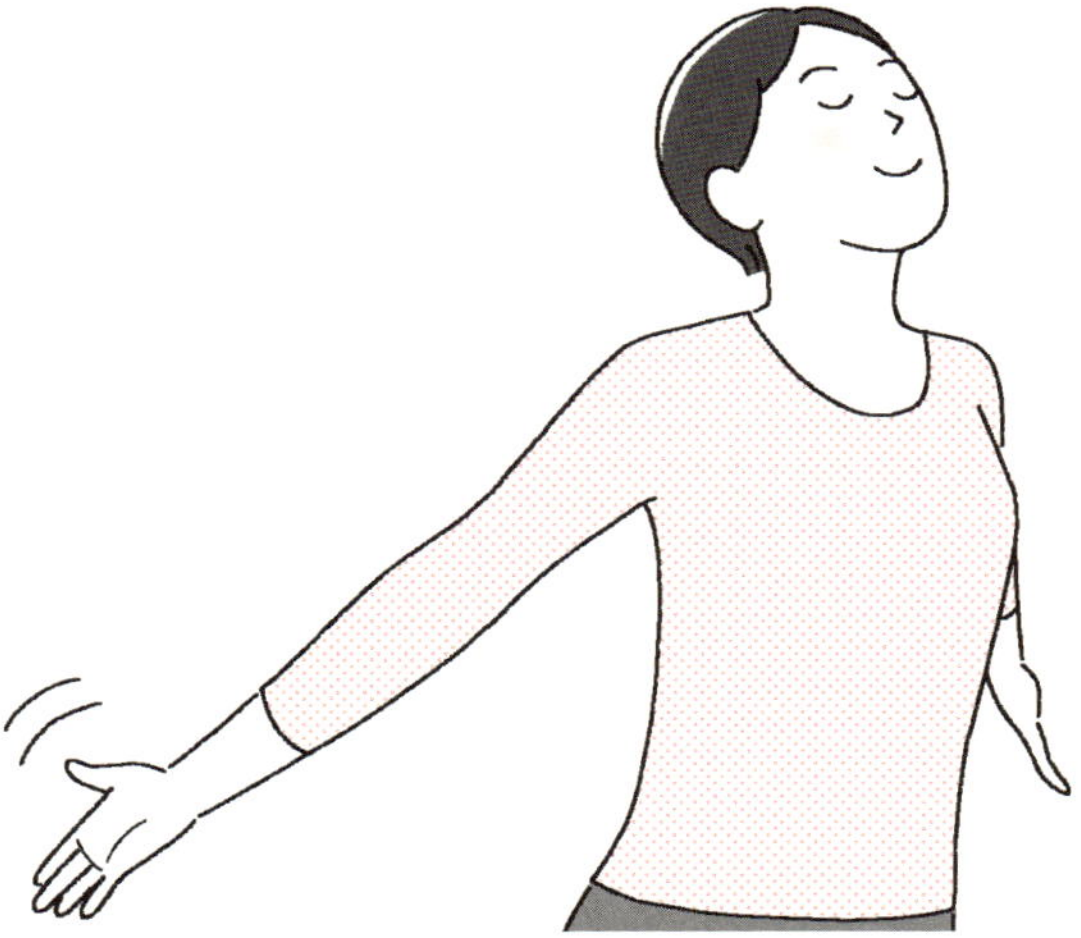
肩の可動域が広がると、大きく息を吸える

転倒しやすくなる、飲み込みが悪くなる、肩がこる……上半身のかたさ、可動域のせばまりが、日常生活に影響を及ぼすことは少なくありません。

つまり、上半身が今より柔軟になることで、解消される不調は多くあるということになります。

たとえば、肩の可動域が広がれば、呼吸器系や循環器系に良い影響があるでしょう。

肩が今より後ろに反らせるようになれば、胸が広がりやすくなります。それだけ息を大きく吸って吐くことができます。肺活量が増えるということです。

そして、大きく息を吸えることで、多

くの酸素を取り込むことができ、血液循環が良くなります。

肩や首の可動域を広げることで、慢性的だった肩こりがラクになることも多いです。腰痛も、脊椎《せきつい》の可動域がせまくなったせいということが多々あります。

目的とする部位の関節可動域が、今より5度広がるだけでも効果が実感できると思います。毎日ストレッチを行えば、1ヵ月もしたらずいぶん改善できるでしょう。

第2章

どこまで動かせる？首・肩・背骨の可動域チェック

関節の可動域にはそれぞれ「標準値」がある

「この角度まで開けばOK」の医学的根拠

関節可動域を広げる、動かすことができる範囲を広げることが重要と、前章で述べました。とはいっても、関節は無制限に広がるわけではありません。

普通の人は、バレエダンサーや体操選手のように、足が垂直に上がったりすることはないでしょう。子どもの頃から特別に鍛えてきたからこそ、あのように柔軟性があるのです。通常はあそこまで足が上に上がるだけの関節可動域はなく、また日常生活を送るうえで、必要になることもありません。

関節は無制限に広がるものではありませんが、一方で「この角度までは開くのが標準」という値が定められています。これを「標準関節可動域」と言います。この基準は、日本リハビリテーション医学会と日本整形外科学会が協力して作成したものです。

体中のあらゆる関節について、細かく可動域の角度が定められています。たとえば首（頸部）の関節ひとつをとっても、前に傾ける場合は60度、後ろにのけぞる場合には50度、横に傾ける場合は50度、横に回す（振り向く動き）場合には60度、といった具合です。

なぜ関節可動域に標準値があるかというと、それがあらゆる運動（動き）を安全に行うために必要な角度だからです。**可動域が標準値に満たない場合は、何らかの物理的なストレスが生まれるため、他の部位の痛みにつながったり、ケガの原因になったりします。**

この標準関節可動域の一覧表は、主にリハビリテーション治療の現場で使われます。医師や理学療法士、作業療法士が患者さんの関節可動域を測定し、標準値と比べてせまくなっている場合、標準に近づけるように治療するのです。

リハビリテーション治療の現場で使われている

関節は「不動」と「不活動」によりせまくなります。

「不動」とは、文字通り「動かさない」ことを指します。

ケガをしたときに長い時間ギプス固定をした経験はありますか？　私は小学生のときに鉄棒から落ちて前腕（肘から先）を骨折した経験があります。

前腕を骨折した場合は、手関節を動かせないように固定します。その結果、1ヵ月ほどの不動期間が生じます。ギプスを外したあと、手首が動かしにくくなっていたのを覚えています。

これに対して「不活動」とは、「動かない生活」を意味します。こちらは入院して病室や病院から出ないことが相当します。

不動の場合はダイレクトに、その関節を動かす筋が短縮します。不活動の場合は、動かないために大きく関節を動かすことが必要なくなり、次第に筋が短縮していきます。結果的に、筋が伸びにくい、つまり可動域のせまい関節となってしまうのです。

リハビリテーション治療の現場で使われている「標準関節可動域」の表（一部）

II．上肢測定

部位名	運動方向	参考可動域角度	基本軸	移動軸	測定肢位および注意点	参考図
肩甲帯 shoulder girdle	屈曲 flexion	0-20	両側の肩峰を結ぶ線	頭頂と肩峰を結ぶ線		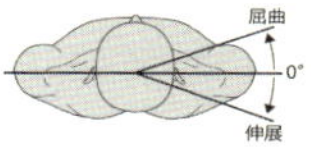 屈曲 0° 伸展
	伸展 extension	0-20				
	挙上 elevation	0-20	両側の肩峰を結ぶ線	肩峰と胸骨上縁を結ぶ線	背面から測定する．	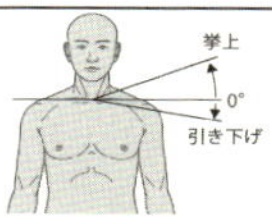 挙上 0° 引き下げ
	引き下げ（下制） depression	0-10				
肩 shoulder（肩甲帯の動きを含む	屈曲（前方挙上） forward flexion	0-180	肩峰を通る床への垂直線（立位または座位）	上腕骨	前腕は中間位とする．体幹が動かないように固定する．脊柱が前後屈しないように注意する．	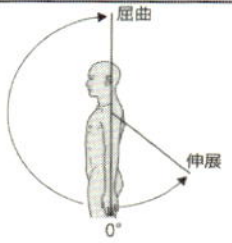 屈曲 伸展 0°
	伸展（後方挙上） backward extension	0-50				
	外転（側方挙上） abduction	0-180	肩峰を通る床への垂直線（立位または座位）	上腕骨	体幹の側屈が起こらないように90° 以上になったら前腕を回外することを原則とする．⇨［VI. その他の検査法］参照	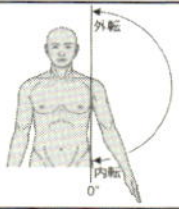 外転 内転 0°
	内転 adduction	0				
	外旋 external rotation	0－60	肘を通る前額面への垂直線	尺骨	上腕を体幹に接して，肘関節を前方に90° に屈曲した肢位で行う．前腕は中間位とする．⇨［VI. その他の検査法］参照	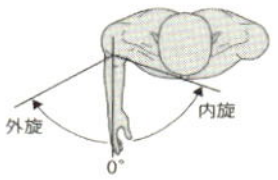 外旋 0° 内旋
	内旋 internal rotation	0-80				
	水平屈曲 horizontal flexion（horizontal adduction）	0-135	肩峰を通る矢状面への垂直線	上腕骨	肩関節を90° 外転位とする．	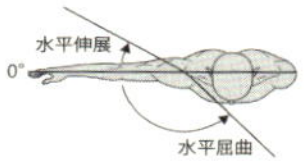 水平伸展 0° 水平屈曲
	水平伸展 horizontal extension（horizontal abduction）	0-30				
肘 elbow	屈曲 flexion	0-145	上腕骨	橈骨	前腕は回外位とする．	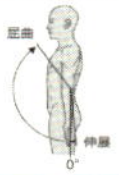 屈曲 伸展 0°
	伸展 extension	0-5				

「関節可動域表示ならびに測定法」（日本リハビリテーション医学会）

リハビリテーション治療は、そうした状態にならないために行われるものです。「不動」「不活動」の期間が短ければ、大きな問題にならないことも多いのです。病院で手術後、すぐに歩かされたという話を聞いたことがあるかもしれませんが、つまりはそういうことです。

今の医療において、入院期間はできるだけ短くするようになっているのも、同じ理由です。

また、脳卒中や神経を損傷した場合に生じる運動麻痺がみられると、関節可動域がせまくなることも知られています。麻痺とは、脳が正しく命令をしていても、脳内の神経損傷の影響で命令が正しく伝わらず、正しく運動できない状態を意味します。

この場合にも、関節可動域を標準に近づけ、それを保っていくために、リハビリテーション治療が行われます。

関節可動域に「標準値」があったとは、知らない方も多いのではないでしょうか。

本書では標準関節可動域を目安に、可動域を広げる方法を提案していきます。

「日常生活に必要な角度」しか使っていない!?

腕を真上に上げる機会がありますか？

入院しているわけでも寝たきりでもなく、普通に生活して日々動いているのに、関節可動域が標準値に達していない——。そういう方が、実は少なくありません。

年齢とともに関節を取り巻く靭帯や筋肉の柔軟性が失われるのは、前章でもふれた通りです。けれども、それだけでなく、**「その角度まで（関節を）使わない」**ことが原因の場合もあります。

たとえば、肩の関節について、屈曲（前方挙上）時の標準関節可動域は180度です。これは、まっすぐに前に伸ばした腕を上に上げ、頭の真上まで上がったときの角度です。試しにやってみると、腕が真上まで上がらない、という方も多いのではない

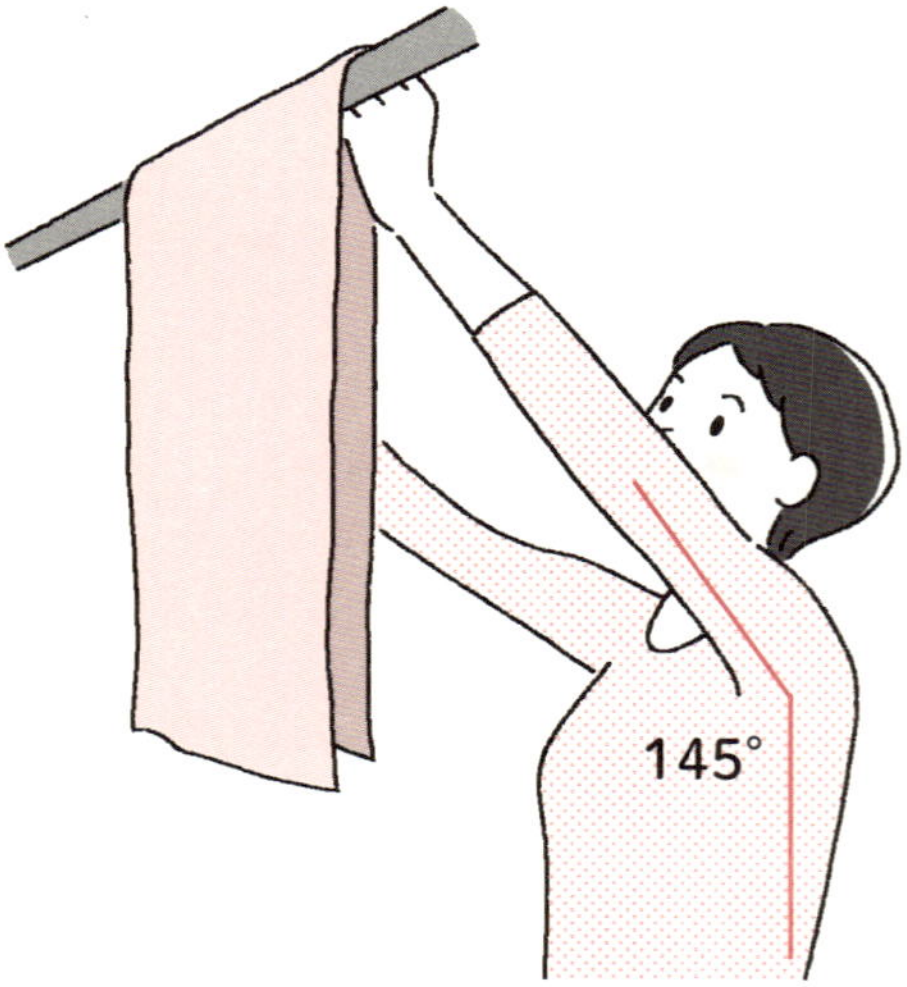

洗濯物を干すときに使う肩の可動域は145度くらい

でしょうか。

それもしかたのないことなのです。日々の生活の中で、真上まで腕を上げる機会は、そうそうないからです。普段、**腕を上に上げるといったら、物干しに洗濯物をつるすくらいが最大角度**かもしれません。

だいたい135度から145度といったところでしょうか。どれだけの高さに腕を上げる必要があるかは、身長の高低で変わってきますが、大多数の方はこの範囲に収まるのではないかと思います。

このように、日常生活で最大限使う関節可動域の角度を、私は「必要関節可動域」と言っています。必要関節可動域は標準関節可動域よりせまいものです。**日常動作に必要な可動域しか使っていないと、その範囲内に可動域がせばまってしまう**のです。

若いときであれば、必要関節可動域までしか使っていなくても、もともとの体の柔軟性があるので、腕を上げようと思えば真上まで上げられるでしょう。けれども、**高齢の方の場合、関節可動域は「使わなければ使えなくなる」**のです。その角度まで日常的に広げていなければ、標準関節可動域は保たれないということです。

同じことは肩関節だけでなく、背中や首など体のあらゆる関節で起こっています。

使わない分、可動域がせまくなっていく

必要関節可動域は文字通り、動作に必要な可動域です。日常生活に不便を感じない角度なのです。

たしかに、腕を上に上げるのが洗濯物を干すときくらいなら、肩関節の可動域が135度から145度あれば問題ないでしょう。しかし、日常生活を送るうえでは、そうはいきません。天袋や台所の棚など、もっと上のものをとりたいというときもあ

るでしょう。知らぬ間に可動域がせまくなっていた場合、それができなくなります。腕を上に上げようと思っても、上がりきらず届かない……。次第に生活動作に支障が出るようになります。

また、無理に腕を上げようとして、肩を痛めてしまうこともあります。なんとか物をとろうと背伸びをし、よろけて転倒してしまうことも。ケガのもとです。

こうして、**生活動作に支障が出たり、よろける原因になったりすると、ますます必要可動域以上の動作を避けるようになります**。そうなると、さらに体がかたくなっていきます。しまいには、ひとりでできない動作が生じてしまいます。

可動範囲がせまくなると、筋力の発揮量も減ります。それが積み重なり、筋力低下が生じることになります。筋力低下と関節可動域の狭小化は、並行して進むと考えられます。つまり、「不活動」と「筋力低下」、「関節可動域の狭小」と「老化」は、切っても切れない関係にあることがわかります。

自分では動かせているつもりの「トリックモーション」

首が曲がらないので腰を曲げて調整

何かの動作を行うとき、たったひとつだけの関節を使うということは、ほとんどありません。

たとえば、テーブルの上のコップをとろうとするときには、まず腕を上げ、肘を伸ばします。これは、肩関節屈曲と肘関節伸展を同時に行っています。そして、コップをつかむために、手首を少し後ろに反らして手を広げ、指を曲げます。ここでは、手関節の伸展(背屈)と指関節の屈曲が行われています。

このように、複数の関節が関わって、ひとつの動作を可能にするのを**「関節運動連鎖」**と言います。それぞれの関節は、微妙に曲がる角度を調節しています。

このとき、ひとつくらい曲げ伸ばしができない関節があったとしても、他の関節で補うことで、目的とする動作を達成できてしまう場合が多いです。

多少肩が痛くても、手首をひねってしまって思うように手関節が動かせなくても、コップがつかめるのは、関節運動連鎖の調整機能が作用しているからなのです。

関節運動連鎖はとても大切なものなのですが、これがあるがために、可動域がせまくなった関節をますますせばめてしまうということが起こり得ます。

たとえば、手首を後ろに反らすのが難しくなっていても、肘の動きを調整することで、手首を後ろに反らしたときのような角度を作り出します。**手関節の可動域のせまさが肘関節によって補われる**わけです。したい動作を問題なく行えてしまうため、手の関節制限に気づかないまま放置することになります。そうしてますます手関節を使わなくなり、気づいたら関節制限が進んでいたということに……。

可動域減少に気づきにくくなる

また、**「代償動作（トリックモーション）」**という言葉があります。ある動作をする

トリックモーションとは

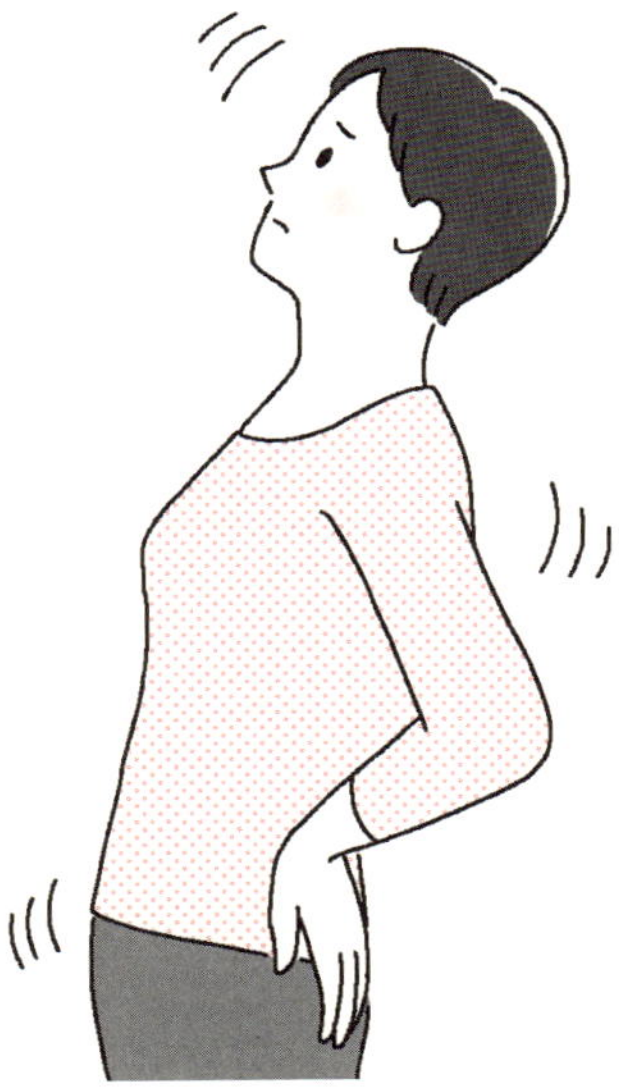

首がかたくて曲げられないため、
腰を曲げて天井を見る

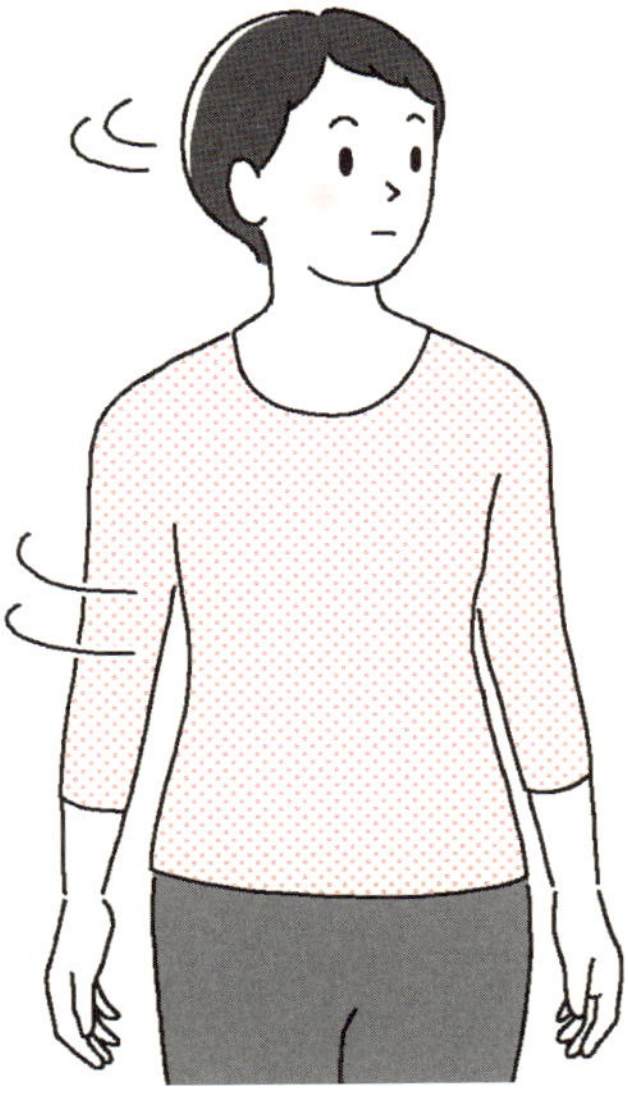

首がかたくて横に向けられないため、体ごと後ろに振り向く

のが難しいとき、他の動作で代行することを言います。

たとえば、天井を見上げようと思っても、首がかたくて後ろに反らす（伸展）ことが難しい場合、腰を反らすことで上半身全体を反らし、顔を上に向けようとします。あるいは、後ろから声をかけられて振り向こうとしたとき、首が横に回らないので、体ごと後ろに向けたり。

これもまた、本来使うべき関節を使わず、他の関節で補う行動です。やはり、ますます関節可動域をせばめていく原因となります。

関節運動連鎖も代償動作も、無意識になされる体の調節機能なので、自分では気づけないものです。また、腕が前にはちゃんと上がるので、肩関節は大丈夫と思っていても、後ろ側には十分上がらないということも。

その関節が様々な方向にしっかり動くかは、ピンポイントで実際に動かしてみて、気づくことになります。

関節可動域は様々な方向でチェック

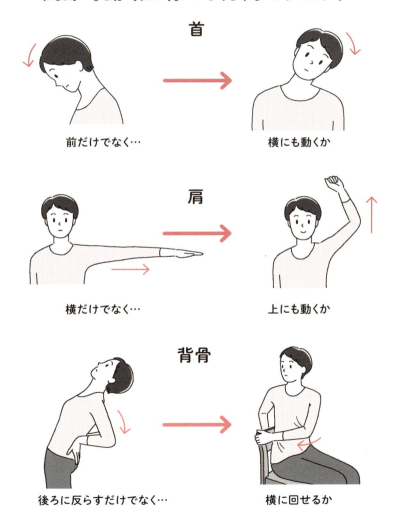

首

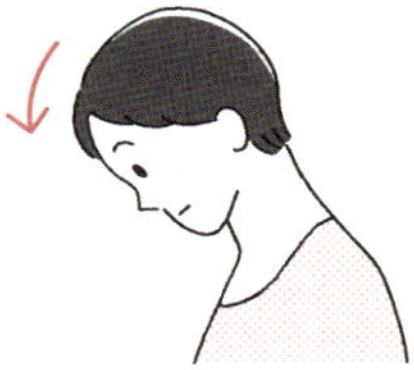

前だけでなく…

横にも動くか

肩

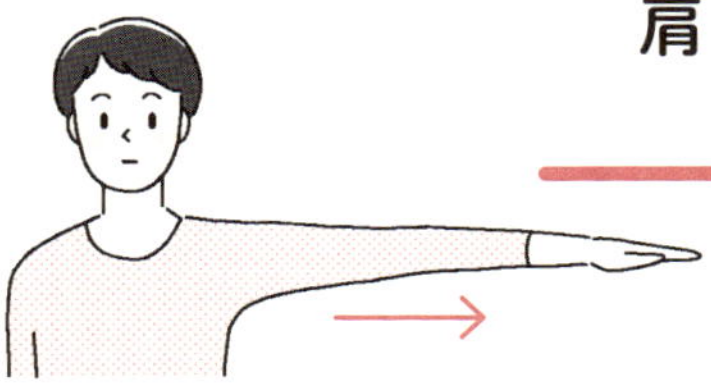

横だけでなく…

上にも動くか

背骨

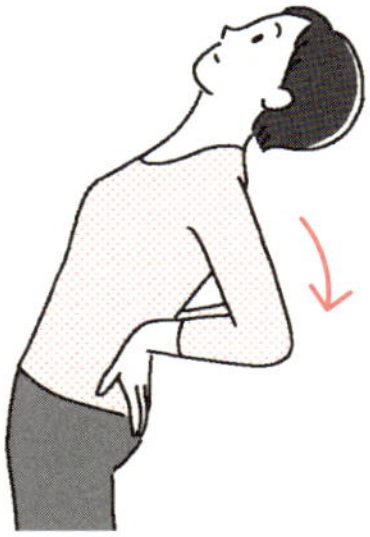

後ろに反らすだけでなく…

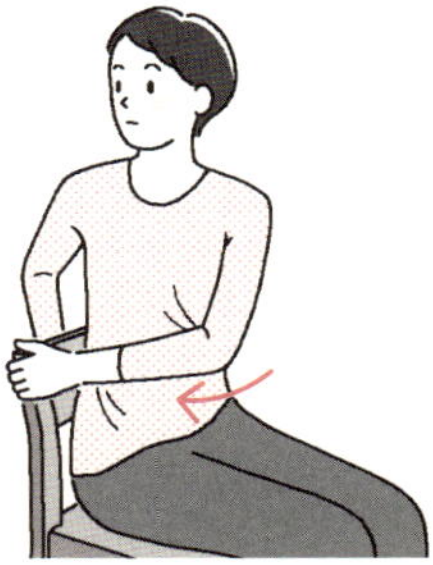

横に回せるか

使っていない可動域を使うためのストレッチ

日々使っていれば、その広さが保たれる

関節可動域は、結局のところ「それだけの広さを使っていない」からせまくなるものです。逆に言えば、それだけの広さを使っていれば、可動域は保たれるということです。**今せまくなってしまった可動域も、使うことで広げていくことができます。**

とはいえ、急には広げられません。関節可動域を広げるとは、関節につながる筋肉を広げる、やわらかくするということです。

お相撲さんが床に脚を広げて座り、背中を押されて体を倒して股関節の内側を広げる「股割《またわ》り」のように、無理に可動域を広げるようなことは、若いうちにできること。

若い人でも、丁寧に行わなければ肉離れや断裂を起こす危険性があります。

無理せずゆっくり、時間をかけて伸ばすことが大切です。**誰かに体を押してもらって、無理にやわらかくしようとしたところで、筋肉を痛めるだけで、その場限りです。**すぐに元に戻ってしまいます。毎日少しずつ可動域を広げていくのが重要です。

まずはどれだけ動くかチェックしてみましょう

では、具体的に、上半身（首・肩・背骨）の標準関節可動域を見てみましょう。また、どれだけご自分の可動域があるか、チェックしてみていただきたいと思います。

リハビリテーション治療の現場では、専用の計測器を使って可動域の角度をはかりますが、ご自宅で正確な数値を計測するのは難しいでしょう。また、自分で動かす角度より、誰か人に伸ばしてもらった角度のほうが広いものです。

ご自分でなさる場合、標準の角度とは若干ズレると思いますが、生活上はこのくらいで問題ないといった視点で、チェック方法を提案しています。

チェック①

首の関節可動域

前・後ろ・横・回旋の4方向

首の関節は、正確には「頭部」の動きと「頸部」の動きの2つを合わせて、「首」としてとらえられています。

首の骨である頸椎は、7つの骨からなっています。上から順に、「第1頸椎」「第2頸椎」「第3頸椎」……と呼びます。さらに、第1頸椎は「環椎」、第2頸椎は「軸椎」と、とくに言います。

「頭部」は、頭蓋骨と第1頸椎（環椎）でのみ動くものです。それに対して「頸部」は、第1頸椎と第7頸椎で動くものです。首を左右に回す動き（回旋）は、第1頸椎と第2頸椎（軸椎）でなす関節（環軸関節と言う）で行われます。これらをまとめて首の動きというのです。

頸椎は、脊椎（いわゆる背骨）の一部分です。首からお尻の尾骨まで、ひとつながりに連なっています。脊椎の中でも、頸椎はもっとも可動性があります。

首の関節の可動域は、４つの方向でチェックします。

首の関節

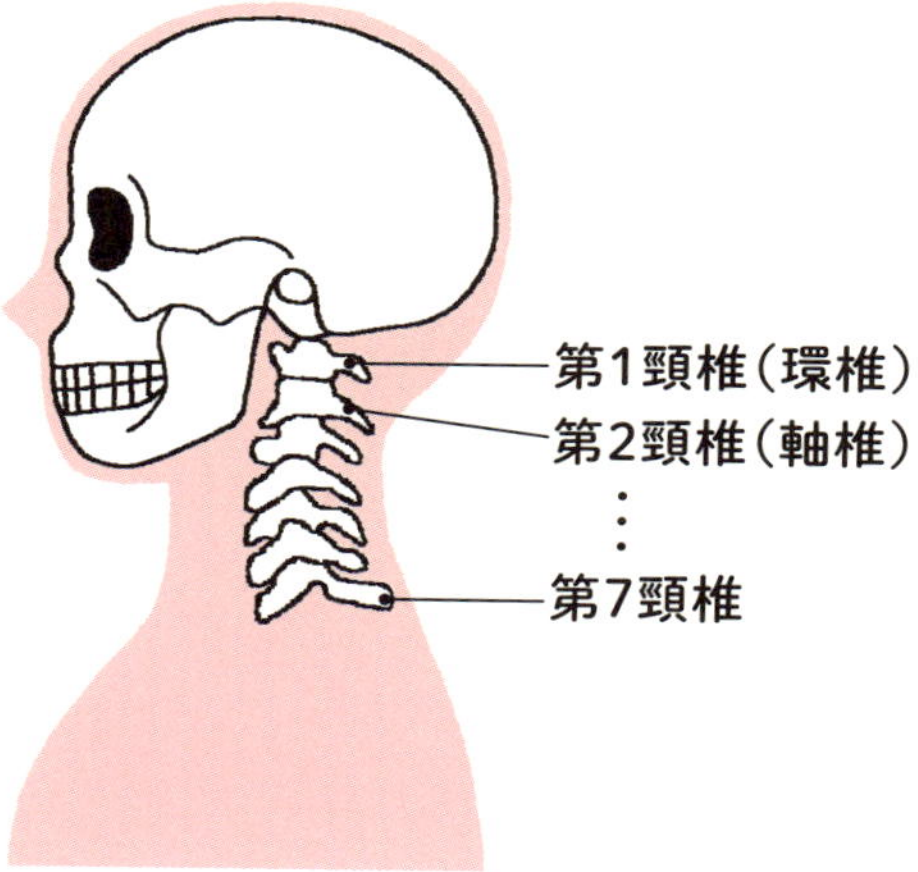

①屈曲（↓Ｐ53）

屈曲とは「曲げる」ことです。頭を前に倒して下を見る動きになります。首だけを引くのは、頭部の動きです。

首の屈曲は日常的に多く行います。本を読んだり、スマホを見たり、靴を脱いだり履いたり、お辞儀をするときにも使います。また、寝た状態から起き上がるときにも首を曲げて起き上がります。生活の中で多く使う関節運動のひとつです。

【標準関節可動域】60度

【チェック方法】立った状態で行います。のどに手をあてて、手のひらをはさむことができればＯＫです。

②伸展（↓Ｐ54）

伸展は屈曲の反対の動きで、「伸ばす」ことです。あごを上げ、首を後ろに反らす動きになります。

伸展を担う筋は、屈曲以上に日常生活で頻繁に使用していますが、上を見る動きで筋肉を使うわけではなく、むしろ頭を水平に保つために活躍しています。

重い頭を前に倒さないように保つのは、非常に大きな仕事で、肩や首のこり症状は、この頭の重さを支える際の負荷です。
姿勢が崩れてくると頭の重さを支えることが負担になり、首が前に倒れた姿勢になる「首下がり症候群」という病態もあります。

【標準関節可動域】50度

【チェック方法】お部屋の天井につるされているライトの下に立ち、1歩後ろに下がります。そのまま天井を見るように首を伸ばして、ライトが見えればOK！　目だけを上にせず、しっかり首を上げるようにしてください。天井の真上が見える必要はありません。この場合は可動域が90度近くになります。

③側屈（↓P55）

側屈は「横に曲げる」ことです。首を横に傾け、耳を肩に近づける動きになります。

【標準関節可動域】左右それぞれ50度

【チェック方法】鏡を使ってやってみましょう。真横に傾けるには90度必要ですが、だいたいその3分の2倒せればGOODです。3分の2がわかりにくい場合、肩の上に握りこぶしを置き、そこに耳がくっつくくらいと考えてください。肩が上がらないように、水平に保つようにします。

④回旋（→P55）

回旋とは「回す」ことです。後ろを振り向くように、首を水平にひねる動きになります。

【標準関節可動域】左右それぞれ60度

【チェック方法】真横を向くのが90度、その3分の2が標準です。真横を向くことは、体の構造上、首だけでは無理なのです。

3分の2がわかりにくい場合は、側屈と同様に、肩に握りこぶしを置いてください。横を向いていき、ほおが握りこぶしにあたればOKです。

上半身ごと回さないよう、肩を正面に向けたまま首だけ回すように気をつけてみてください。上半身が動いてしまう方は、この回旋がすでに制限されている可能性があります。

首の関節可動域チェック
屈曲

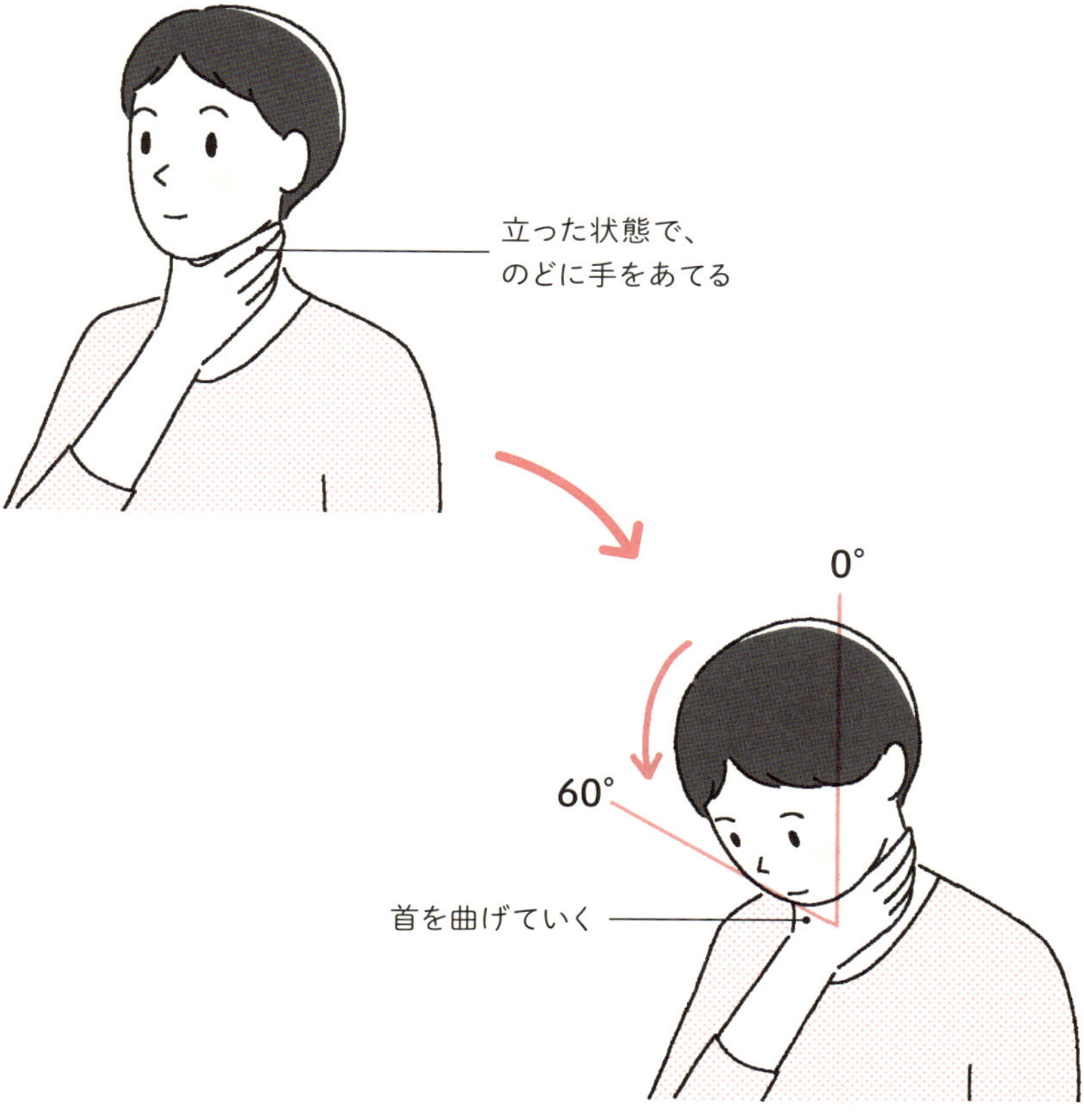
立った状態で、
のどに手をあてる
0°
60°
首を曲げていく

首で手をはさめたらOK!

伸展

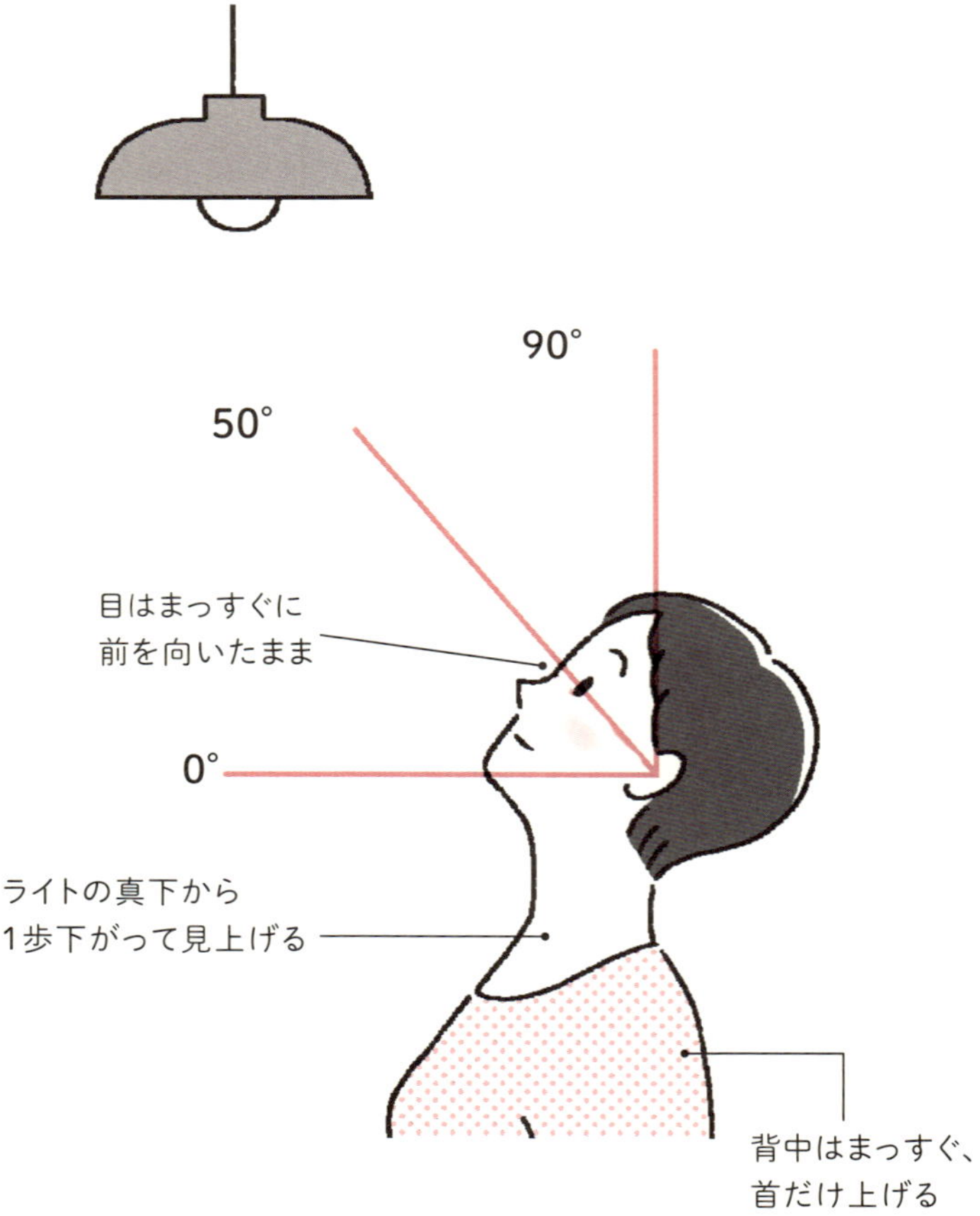

ライトが見えればOK！

側屈

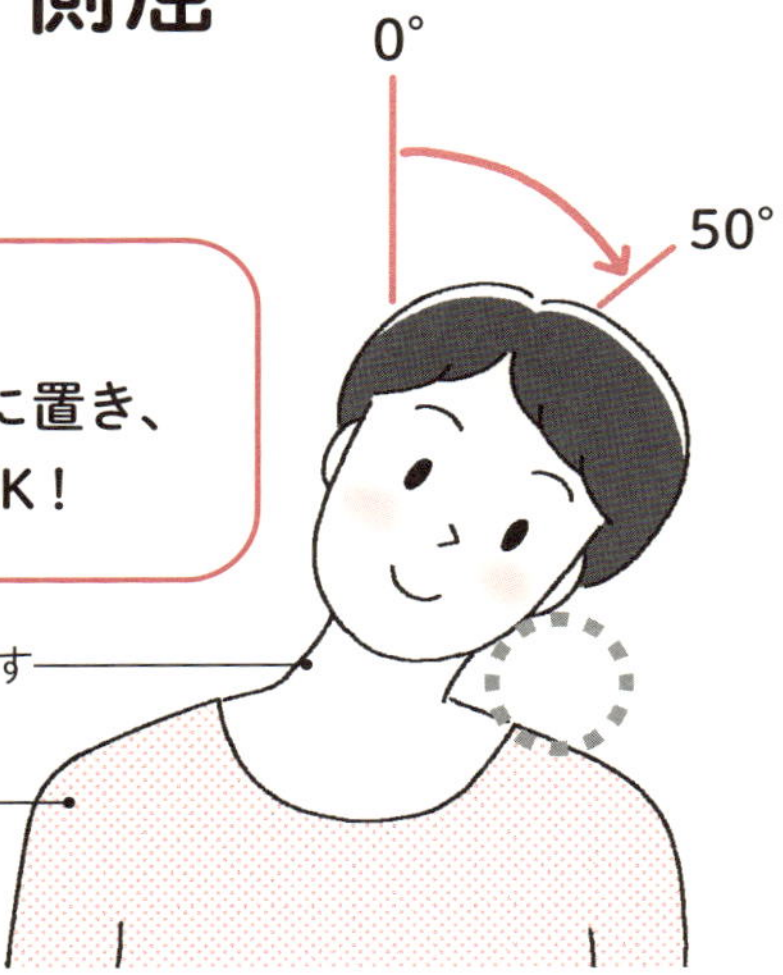

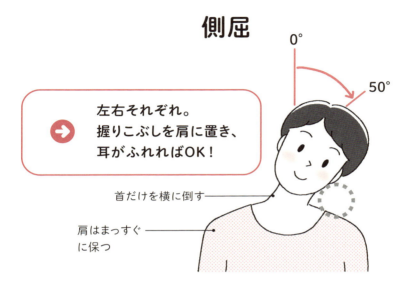

左右それぞれ。
握りこぶしを肩に置き、
耳がふれればOK！

回旋

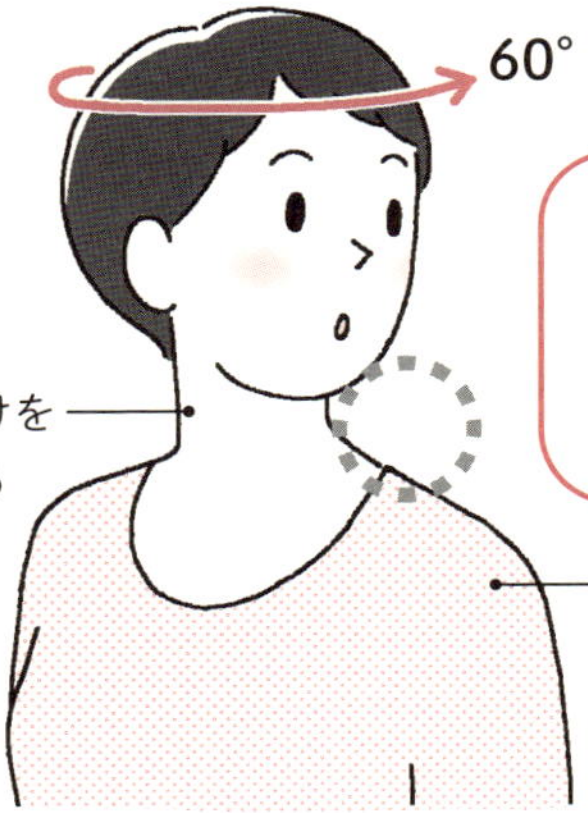

左右それぞれ。
握りこぶしを肩に置き、
ほおがふれればOK！

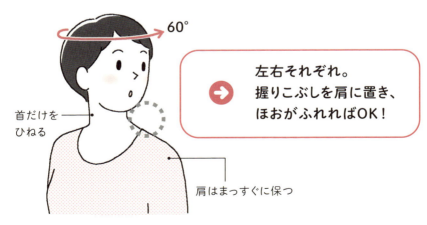

チェック②

肩の関節可動域

腕を上に上げる、横に伸ばすなど7方向

ひとくちに「肩関節」といっても、実は複数の関節が存在します。肩は、首のすぐ下にある鎖骨と、腕の骨（上腕骨）、背中側にある肩甲骨で構成されていますが、それぞれをつなぐ関節です。

腕の骨と肩甲骨をつなぐ関節が、「肩甲上腕関節」です。一般的に肩関節と言うと、この肩甲上腕関節を指すことが多いです。

肩甲上腕関節の上には、肩甲骨と鎖骨をつなぐ「肩鎖関節」があります。また、鎖骨は胸骨ともつながっており、その間にある「胸鎖関節」も肩関節に含まれます。

肩関節は人体でもっとも可動性の良い関節です。筋肉や腱でつり下げられている状態なのです。「肩が抜ける」というのは、構造上、実際に起こり得ることです。

肩の関節

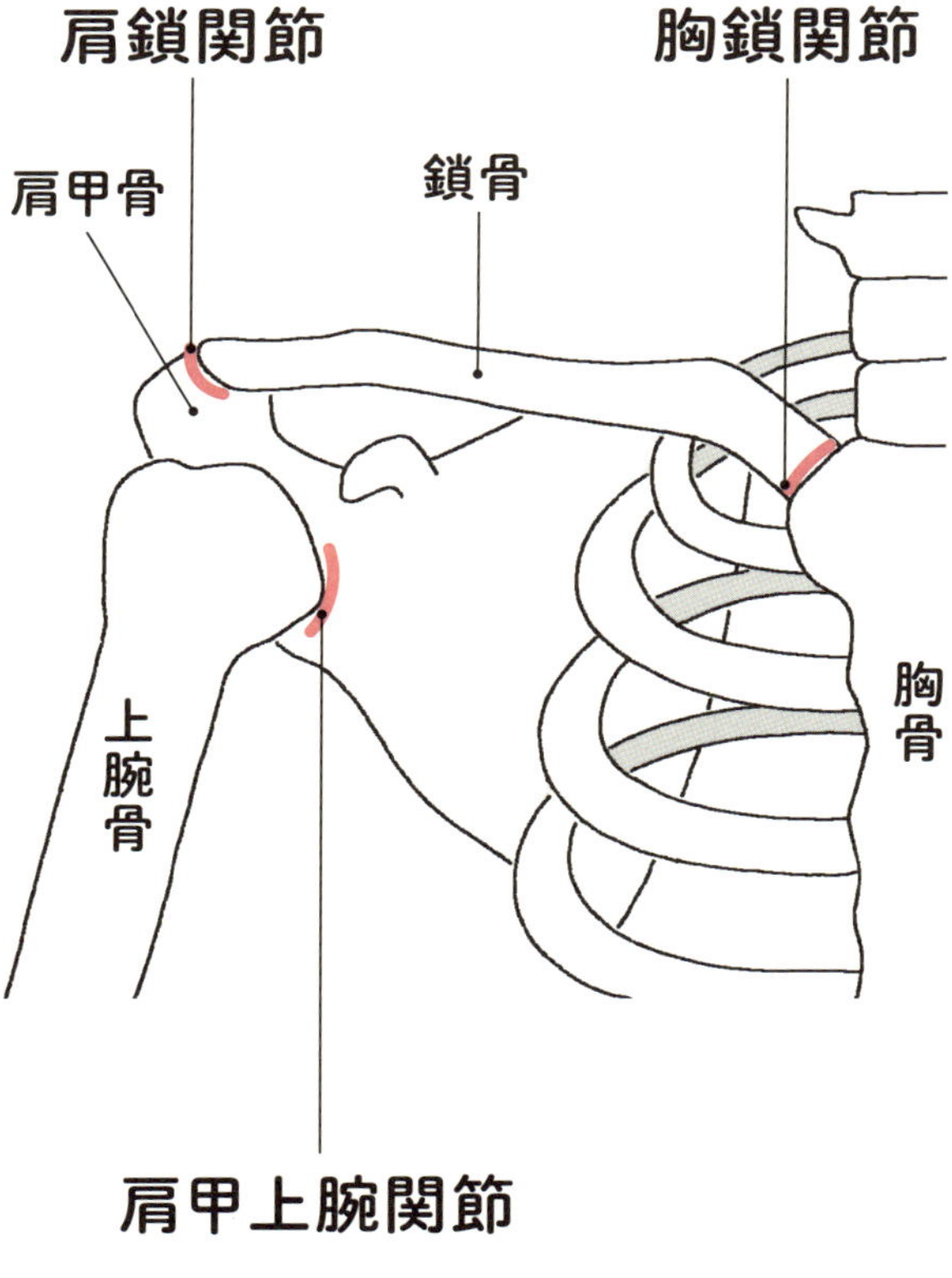

もともと可動性が良いものの、肩関節を包む筋肉がかたくなることにより、可動域がせまくなってきます。肩が上がらなくなるのが、いわゆる四十肩や五十肩です。体の中でも腰と同様、痛みが出やすい場所でもあります。

肩関節の可動域は、次の7つの方向でチェックします。

①屈曲（↓P62）

前に伸ばした手を、頭の上まで上げる動きです。

【標準関節可動域】左右それぞれ180度

【チェック方法】壁に背中と頭をつけて立ちます。手を天井にふれるような感覚で、真上に伸ばします。肘を曲げずに、指先が壁にふれればOKです。

②伸展（↓P63）

屈曲とは反対に、後ろ側に伸ばした手を上に上げる動きです。

【標準関節可動域】左右どちらも50度

【チェック方法】これはなかなか確認するのが難しい動きです。鏡を見るといいでしょう。両手を組んで持ち上げてみてください。背中はまっすぐに、前かがみにならないように。

③外転（↓P64）

手を横に伸ばした状態で、上に上げる動きです。

【標準関節可動域】左右それぞれ180度

【チェック方法】壁に背中と頭をつけて立ちます。肘や手が壁にふれながら、真上まで動かせればOKです。

④外旋（↓P65）

肩の高さまで腕を上げ、肘を曲げて手を上に向ける動きです。

【標準関節可動域】左右それぞれ90度

【チェック方法】壁に寄りかかって、まっすぐ横に腕を伸ばします。前腕（肘から下の腕）を90度、前に持ってきます。上腕（肘から肩までの腕）の位置はそのままで。そして、前腕を90度持ち上げます。指先が壁にふれればOKです。

肩関節がかたいと、この動きはなかなかきつくなります。

⑤内旋（↓P65）

肩の高さまで腕を上げ、肘を曲げて手を下に向ける動きです。

【標準関節可動域】左右それぞれ70度

【チェック方法】先の「外旋」とスタートの状態は同じです。こちらは前腕を下に倒しましょう。外旋とは違って指先は壁につきません。おおむね水平より下に行っていればOKと考えてください。

⑥水平屈曲（↓P66）

水平に真横に伸ばした腕を、前に持ってくる動きです。

ゴルフをされる方であれば、年をとって飛距離が伸びなくなったと感じる方は少なくないでしょう。

ゴルフのスイングは上半身を回旋させ、肩関節を最大限水平屈曲させてバックスイングをします。水平屈曲の可動域が減少すると、スイングが小さくなるため、飛距離が短くなるわけです。可動域の広いことが、最大の力を生む条件です。

【標準関節可動域】左右それぞれ135度

【チェック方法】肩と同じ高さに、手を真横に伸ばします。そのまま前に持ってきます。90度が「前ならえ」の位置です。それを通り越して、反対側まで持っていきます。

⑦水平伸展（↓P67）

水平に真横に伸ばした腕を、後ろに持っていく動きです。

【標準関節可動域】左右それぞれ30度

【チェック方法】「水平屈曲」とスタートの状態は同じです。今度は後ろに持っていきます。肩の位置はそのまま動かさず、上半身をねじらないようにしましょう。そんなには後ろにいきません。

肩の関節可動域チェック

屈曲

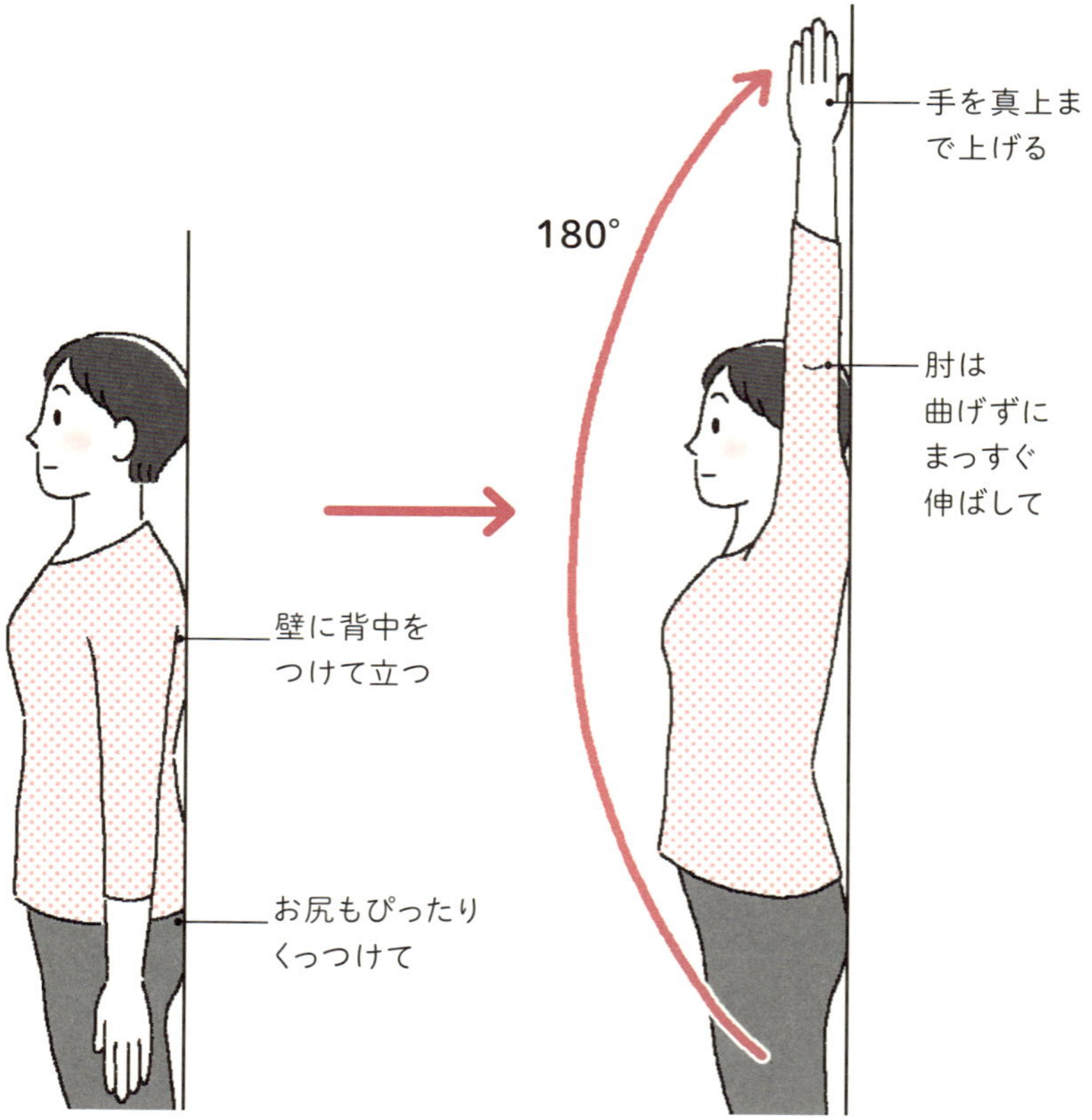

➔ 指先が壁にふれればOK！

伸展

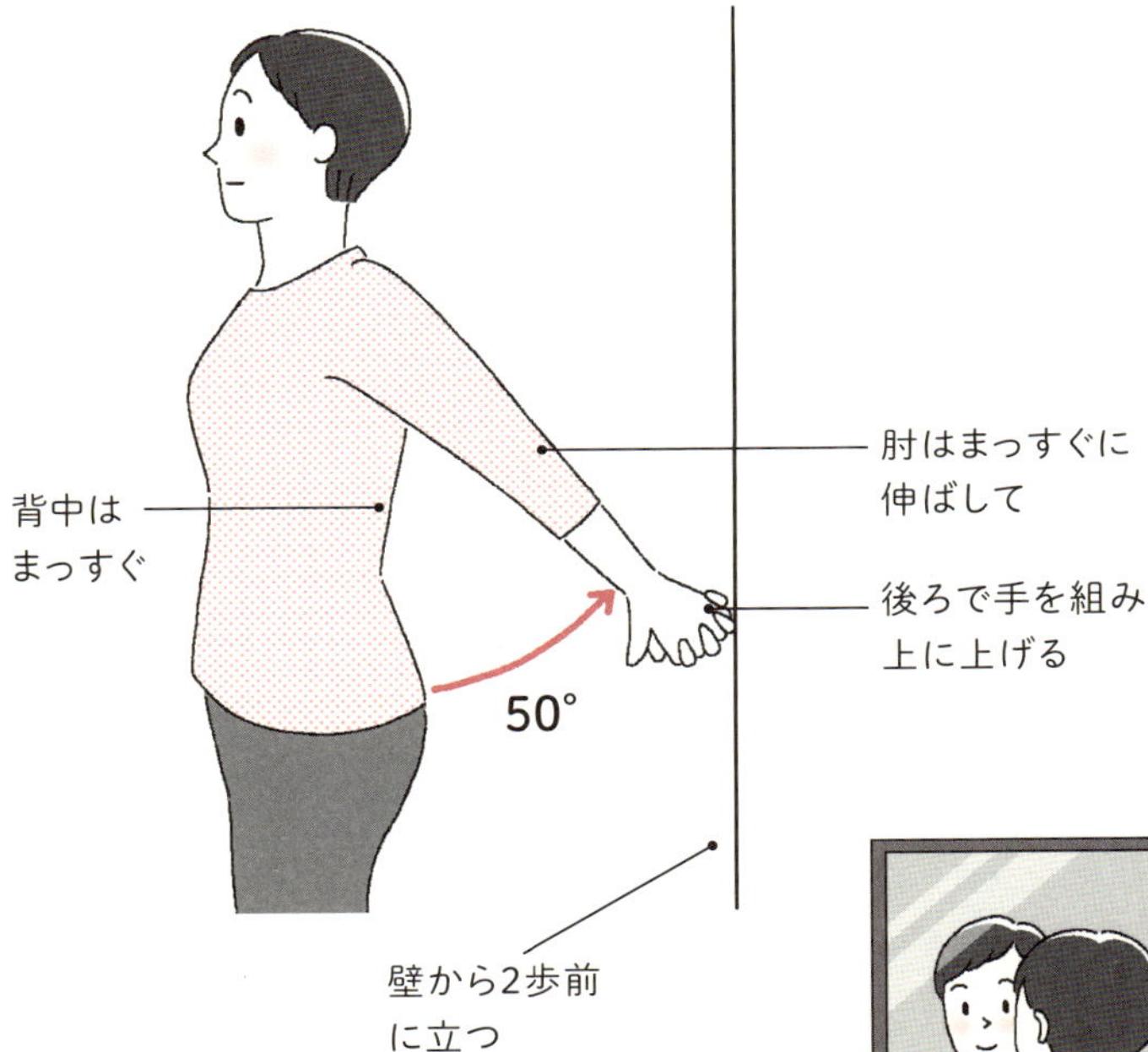
肘はまっすぐに
伸ばして
背中は
まっすぐ
後ろで手を組み、
上に上げる
50°
壁から2歩前
に立つ

➔ **壁に手がふれればOK!**

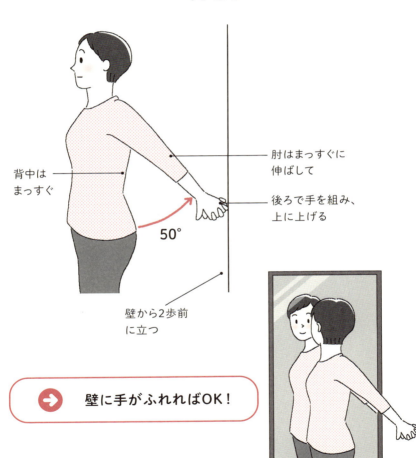

鏡で見ると、どれくらい
上がっているかわかる

外転

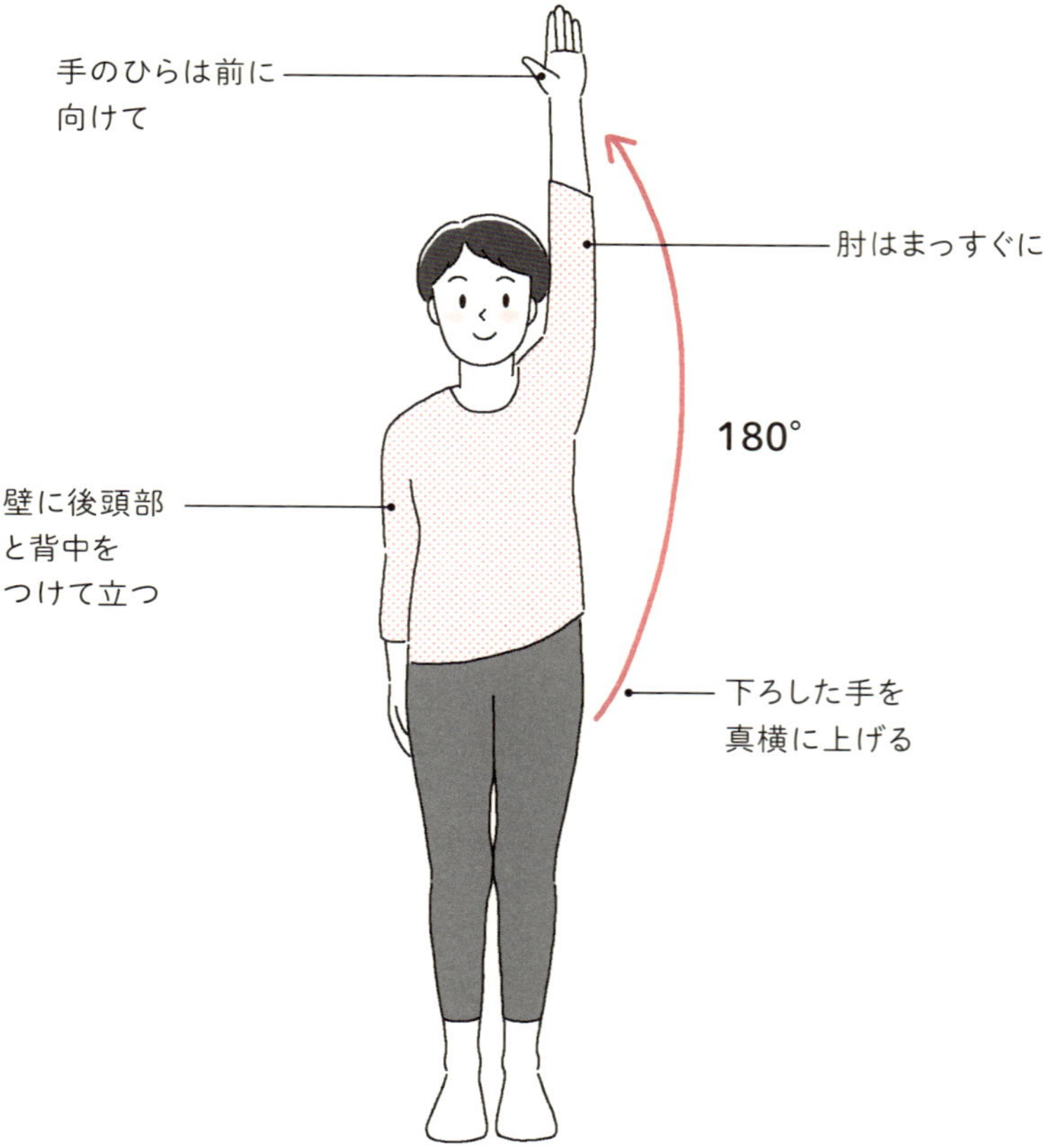

真上まで上がればOK！

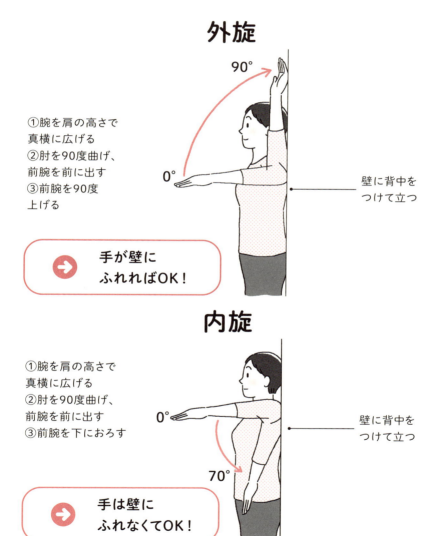

外旋

①腕を肩の高さで
真横に広げる
②肘を90度曲げ、
前腕を前に出す
③前腕を90度
上げる

➔ 手が壁に
ふれればOK!

内旋

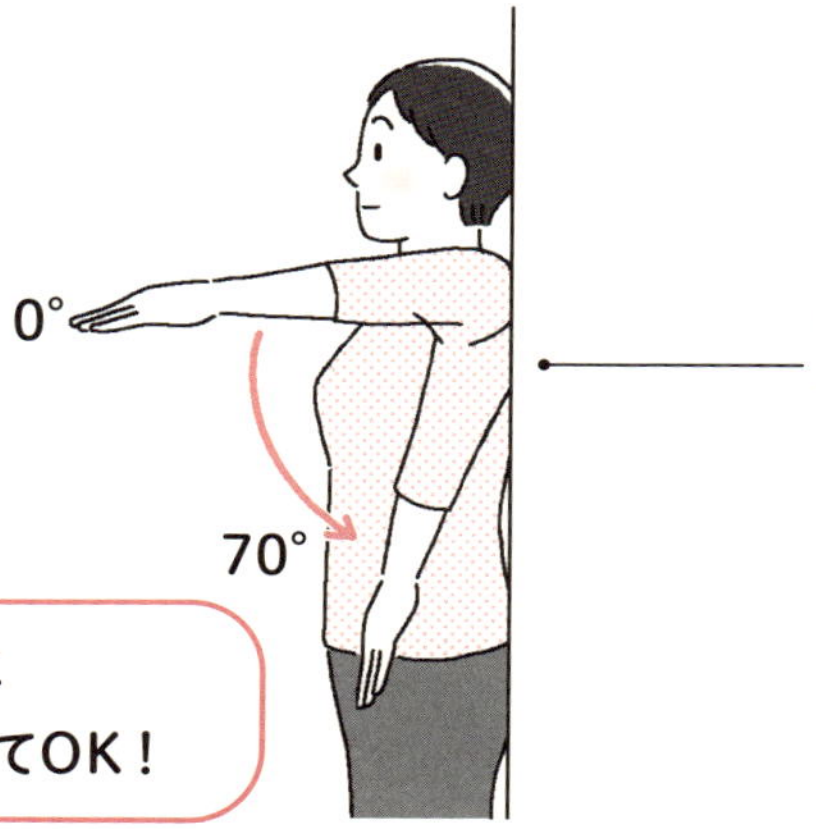

①腕を肩の高さで
真横に広げる
②肘を90度曲げ、
前腕を前に出す
③前腕を下におろす

➔ 手は壁に
ふれなくてOK!

水平屈曲

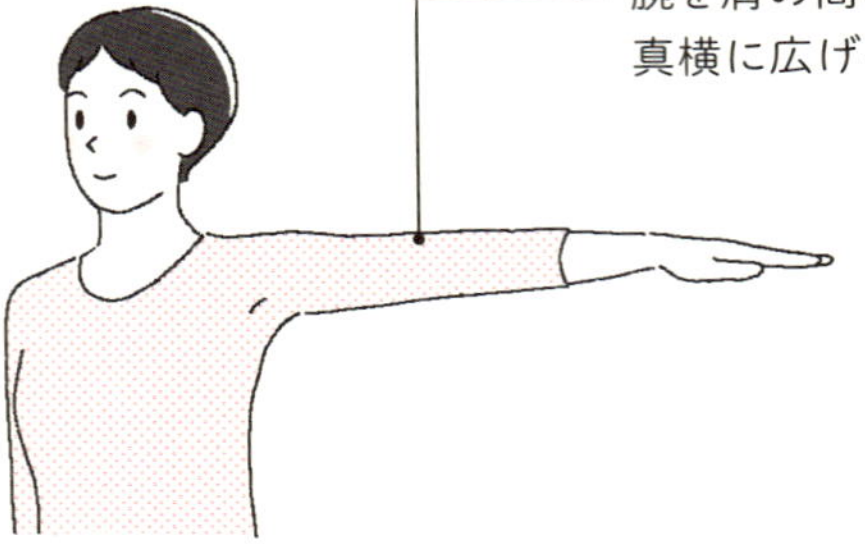
腕を肩の高さで
真横に広げる

上から見て…

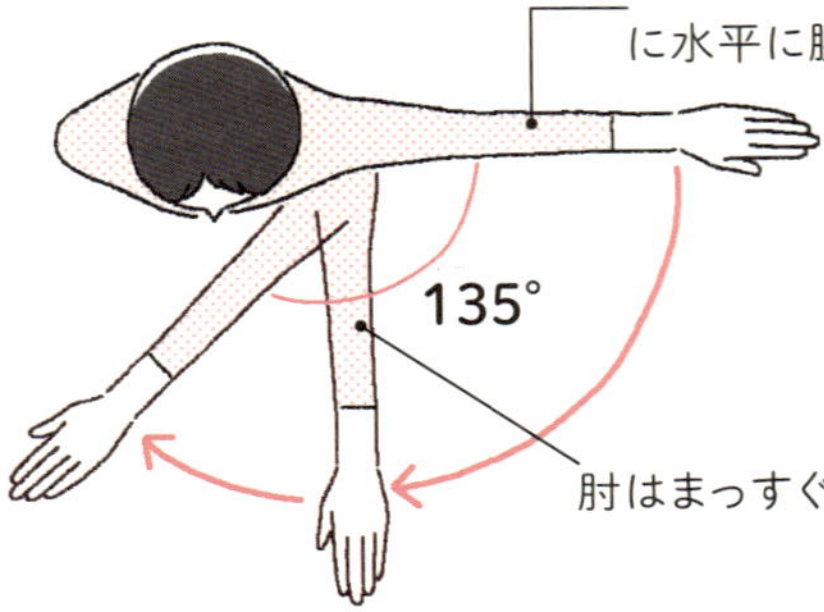
そのままの高さで内側
に水平に腕を動かす
135°
肘はまっすぐ伸ばして

➔ 腕が胸元にふれればOK！

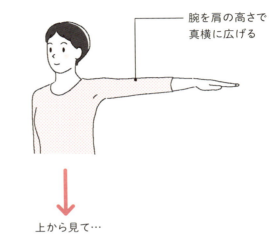

水平伸展

腕を肩の高さで
真横に広げる
壁から1歩前に立つ

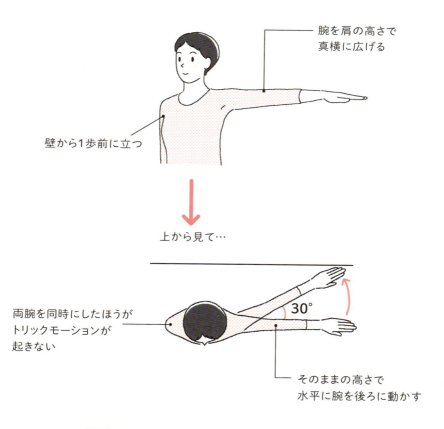

上から見て…

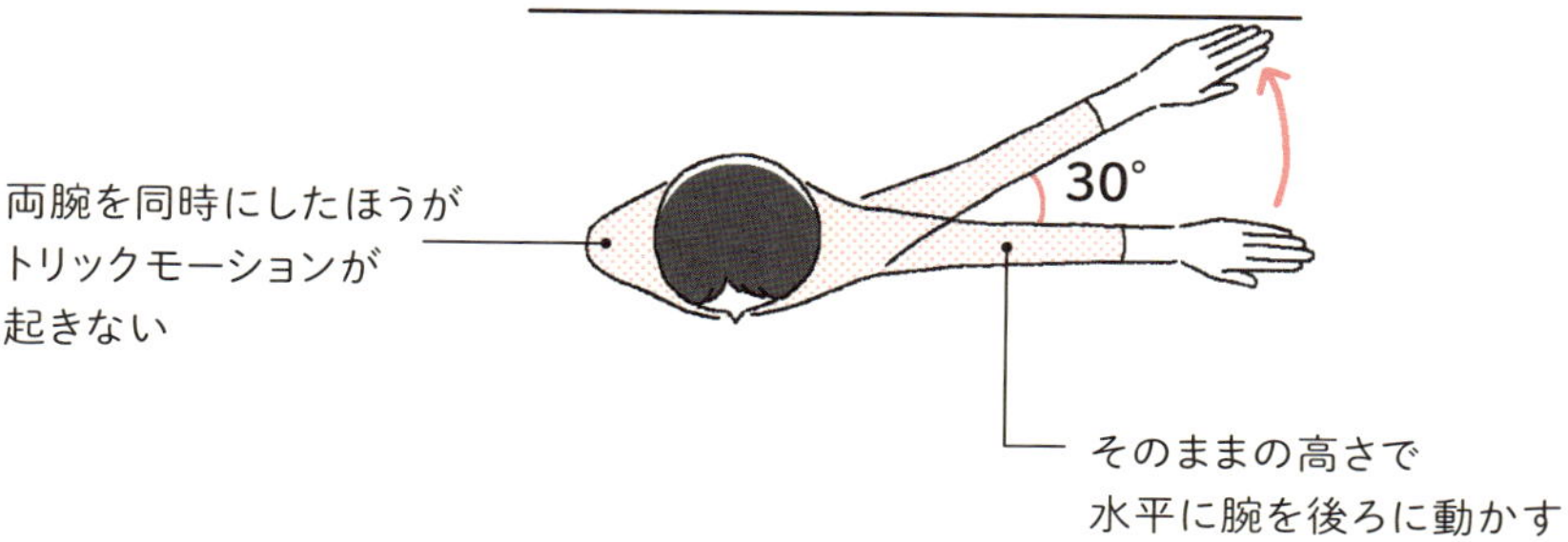
30°
両腕を同時にしたほうが
トリックモーションが
起きない
そのままの高さで
水平に腕を後ろに動かす

手が壁にふれればOK！

チェック③

背骨の関節可動域

上半身を後ろに反らす、左右にひねるなど4方向

人間の体は首（頸椎）からお尻の尾骨にかけての骨、「脊椎」で支えられています。脊椎全体を「背骨」と言いますが、ここでは胸椎と腰椎にまたがる部分である「胸腰部」を主に指すことにします。一般に「体幹」と言われるところです。

背骨の関節の可動域は、４つの方向でチェックします。

①屈曲（↓P73）

まっすぐに立ち、上半身を前に倒す動きです。

【標準関節可動域】45度

【チェック方法】壁に寄りかかってまっすぐ立ちます。半歩、前に出ます。

背骨の関節

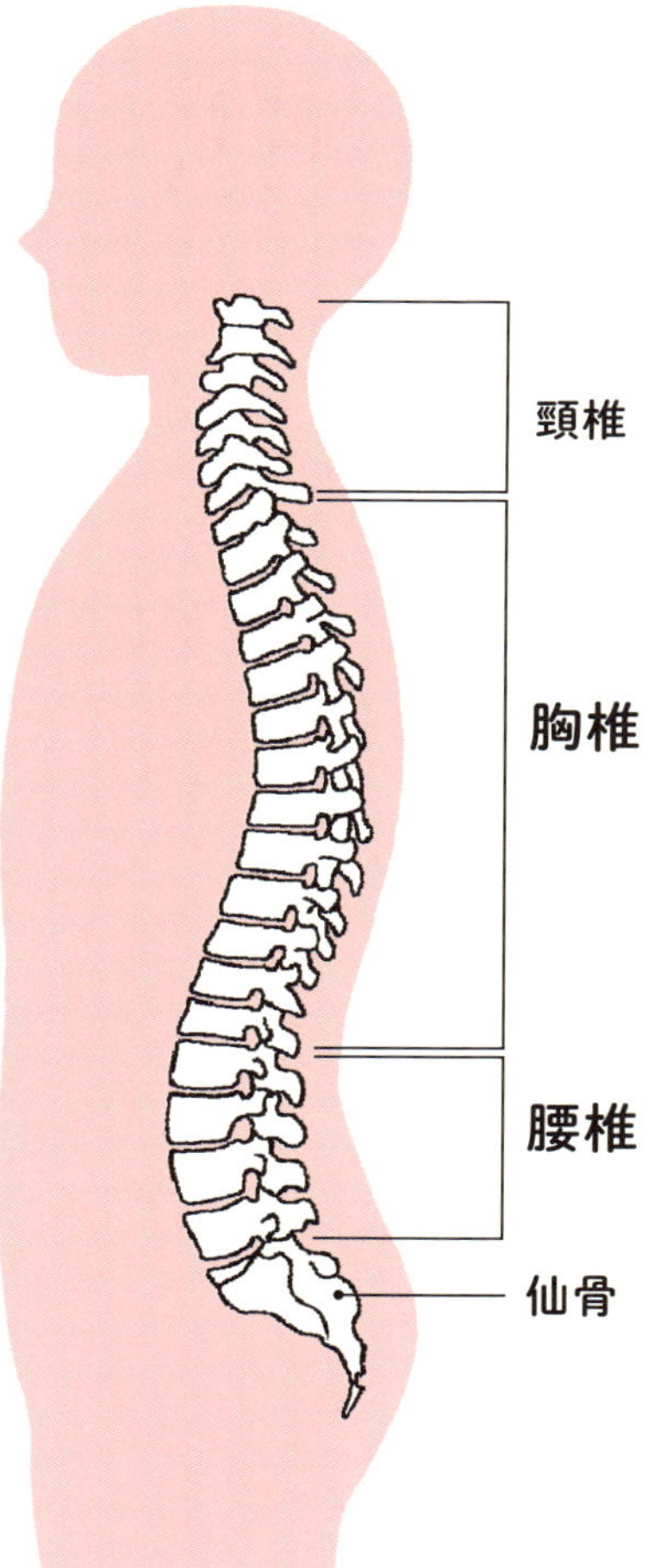

そのまま前に体を倒しますが、膝は伸ばしたままで。椅子を前に置いて、寄りかかるくらいの角度をイメージしてください。お尻が後ろに突き出しますので、壁にお尻がふれるまで倒します。

通常、体を前に倒した分、お尻を後ろに突き出して前後でバランスをとっています。股関節の屈曲を使って曲がっていると錯覚しやすいです。

②伸展（↓P74）

上半身を後ろに反らす動きです。日常生活ではなかなかする機会が少なくなる運動です。人間は立って歩いて、どうしても前に前に動きますので、後ろに反りかえる機能が年齢とともに低下しがちです。

【標準関節可動域】30度

【チェック方法】壁に寄りかかったところから一歩前に出て、腰に両手をあてます。そのまま後ろに反りかえり、頭が壁にふれればOKです。膝は伸ばして。安全のため、人についてもらうことをおすすめします。

「天井が見える」と、伸展ができているように錯覚しますが、膝を曲げることで背中を反らしたつもりになっていることが少なくありません。

③回旋 (↓P75)

上半身を左右に回す動きです。

生活場面では、何より寝ている姿勢から起き上がるときの寝返り動作で重要になる運動です。回旋角度が乏しい方は、おそらく丸太様に寝返り動作をしているでしょう。他には、車を運転する方でしたら、車をバックさせたり、駐車するときに後ろを向く場面で使っているでしょう。体の回しにくさを感じるポイントになっているかもしれません。

【標準関節可動域】左右それぞれ40度

【チェック方法】構造的に上半身は真横(90度)には向きません。40度は、その半分くらいの角度となります。

椅子に座って行います。立っている状態で横を向くより、座って横を向くほうが体は回せません。これは立った姿勢だと股関節の回旋も入るためです。

背もたれのある椅子にしてください。両手を肋骨のすぐ下、〝横っ腹〟あたりに添え、上半身を横にひねります。腰から下は動かしません。椅子の背もたれに肘がさわればOKです。左右両方やります。

④側屈（→P76）

上半身を左右に倒す動きです。単純な側屈運動は日常生活では少ないと思います。床に落ちたものを拾う場合も、屈曲と連結して行われるでしょう。単純に横に体を倒す運動は新鮮に感じるかもしれません。

ただ、床からの起き上がり動作、ベッドから足を下ろす際にとても重要な可動域になります。この側屈が制限されると、起き上がり困難になることもあります。

【標準関節可動域】左右それぞれ50度

【チェック方法】壁に手をついて、反対側の手を壁にさわるように体を傾けてください。手が壁にふれれば、十分側屈できることになります。

もしくは、ソファやベッドに腰掛け、体を回さないように横に体を倒していきます。倒した側の肘をつくことができればＯＫです。

背骨の関節可動域チェック
屈曲

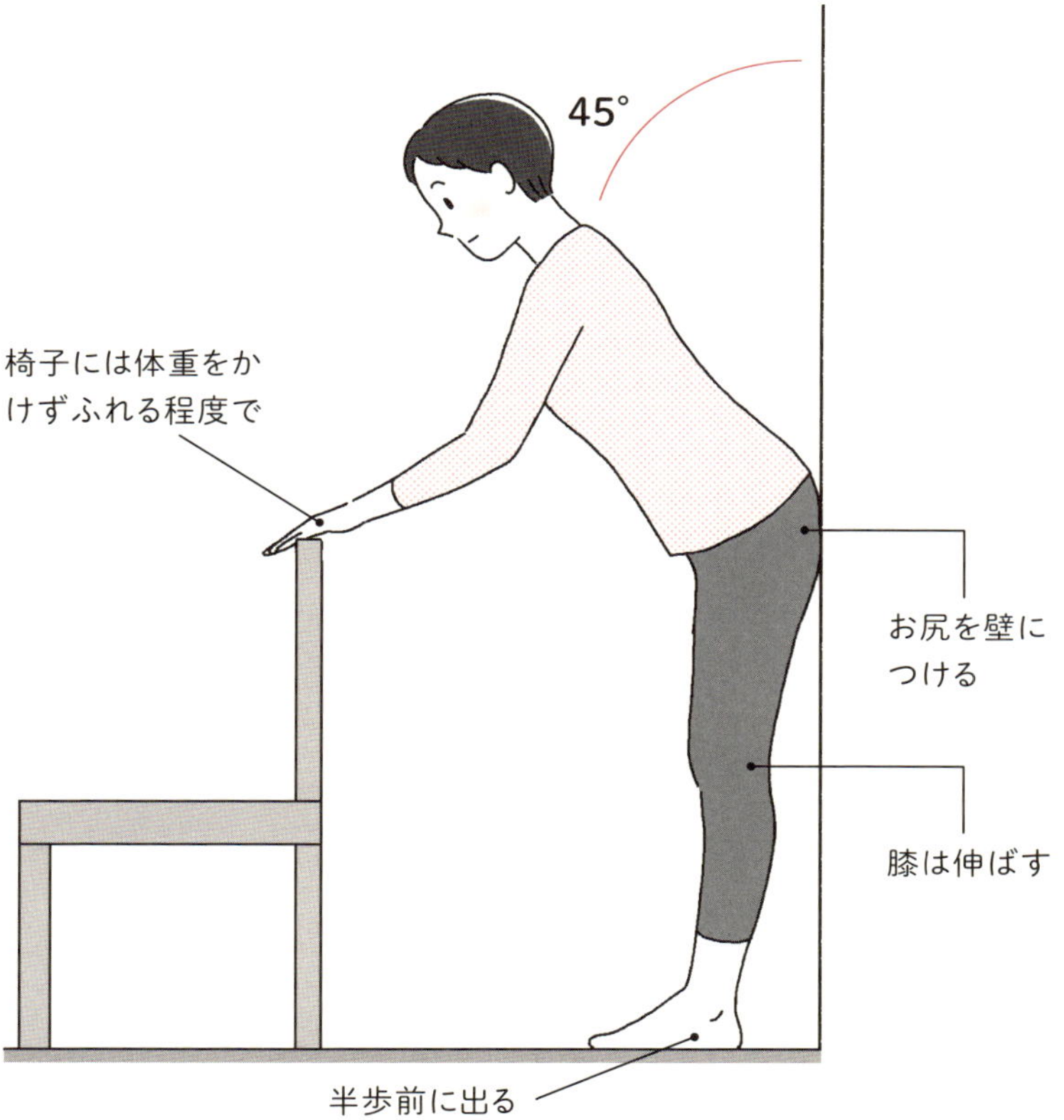
45°
椅子には体重をかけずふれる程度で
お尻を壁につける
膝は伸ばす
半歩前に出る

膝を曲げずに腰を曲げられればOK!

伸展

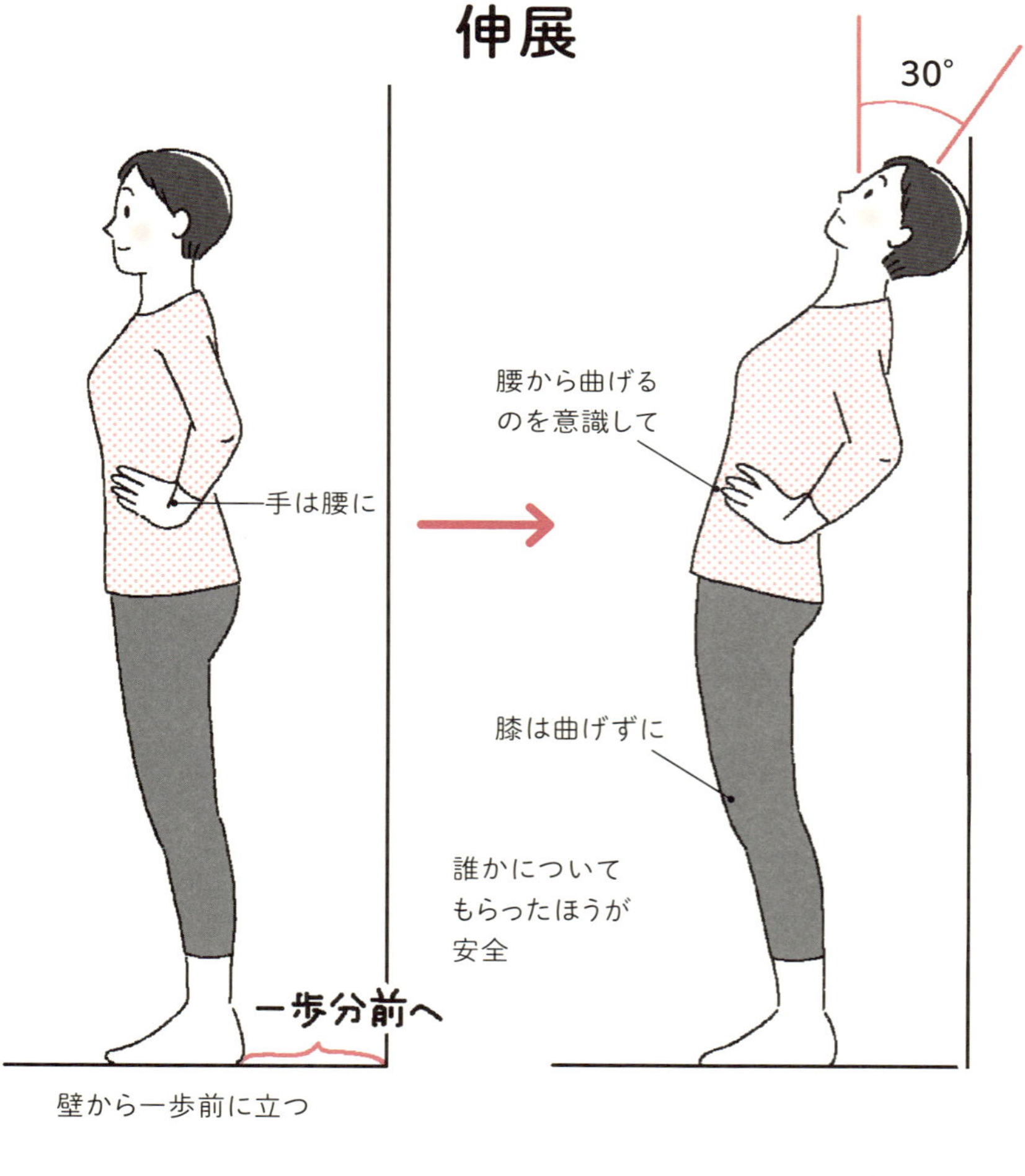

後頭部が壁にふれればOK！

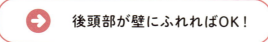

回旋

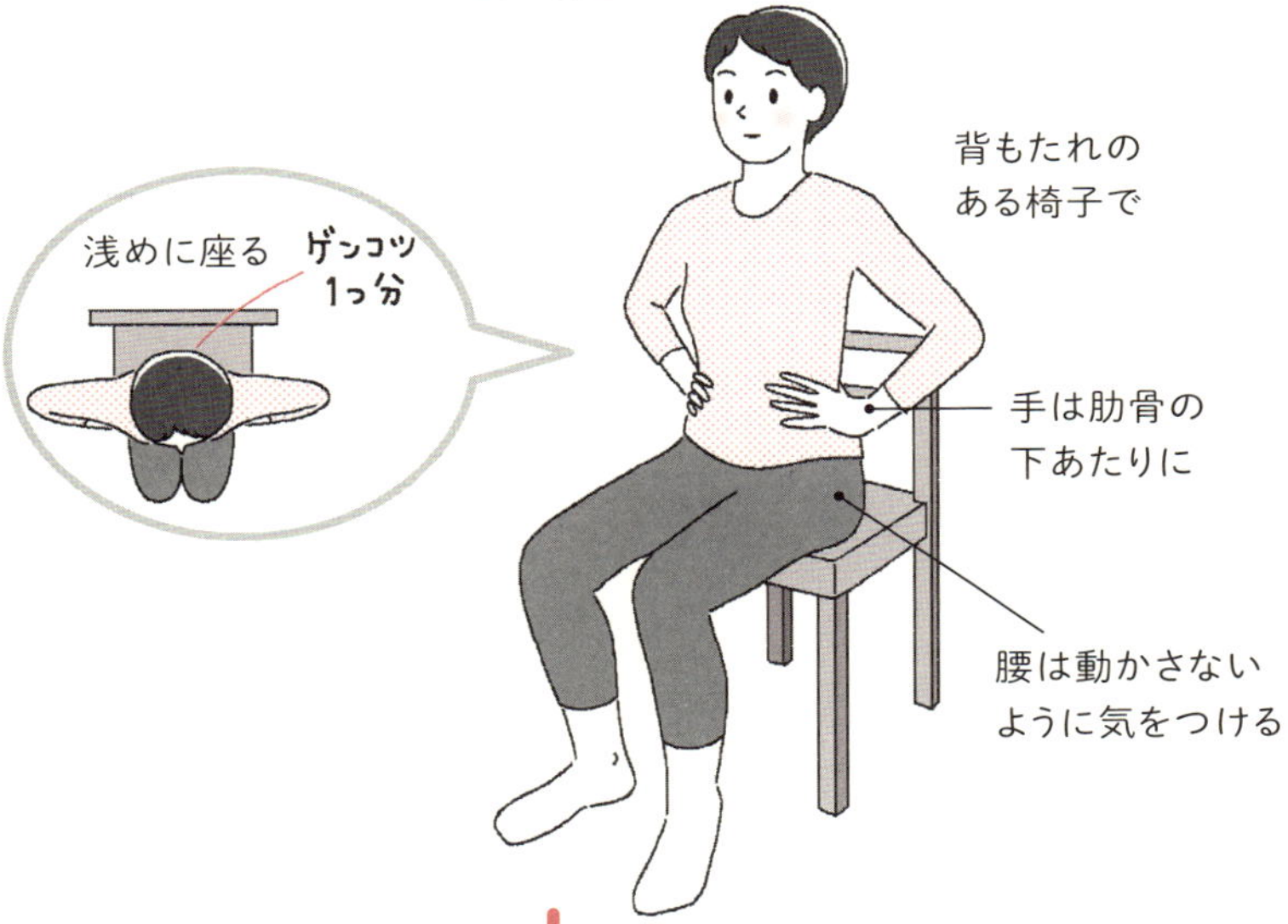

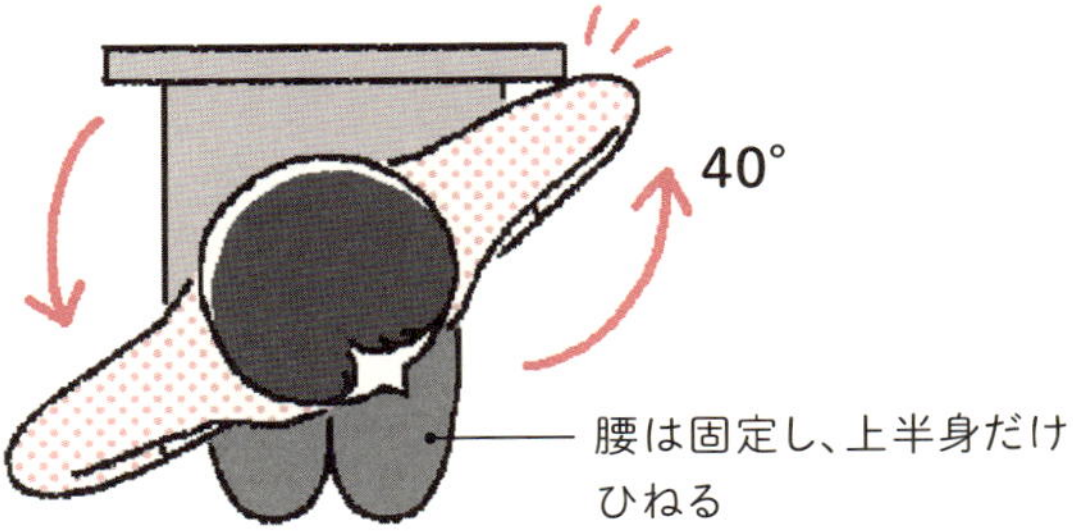

➔ 背もたれに肘があたればOK!

側屈

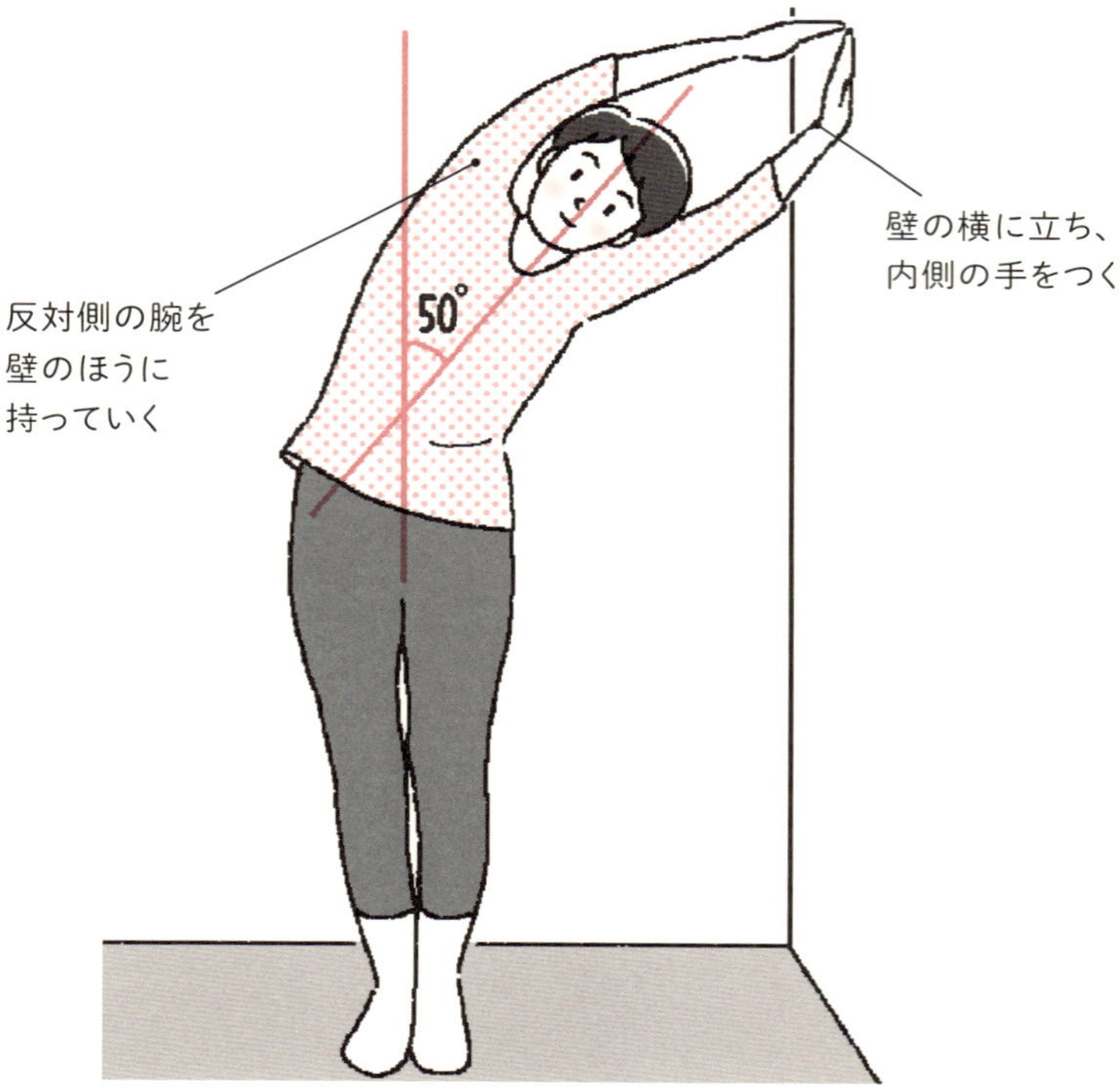

手が壁にふれればOK！

まずは「1度でも広げる」ことを目標に

無理せず少しずつ始めていきましょう

いかがでしょう。首・肩・背骨、それぞれの標準関節可動域はクリアできましたでしょうか。

「肩はだいたい大丈夫だったけれど、背骨があまり動かなかった」など、部位によって違いがあったり、「首の屈曲と伸展は問題なかったけれど、側屈と回旋が足りなかった」など、同じ部位でも方向によって違いがあったりしたかもしれません。

よく動かす部分の関節は可動域も十分に保たれるものです。反対に、**可動域が標準に満たなかったところは、日常生活であまり動かす機会がなかった**ということです。

最初にそれをはっきりさせるのが、本章のチェックの目的です。可動域がせまいところがあっても大丈夫です。ここからスタートです。必ず体はやわらかくなりますから、安心してください。

まずは5度、関節可動域を広げることを目標にしましょう。**リハビリテーション治療の現場でも、5度広がればかなり違うという実感があります。**

今より関節を動かせるようになれば、トリックモーションも減ります。体の負担が軽くなり、転倒の危険性も下がります。

日常生活の中での動作も、ラクになることが多いはずです。たとえば、窓ガラスを拭く動作は、肩関節の内旋と外旋を繰り返して行われます。この可動域がせまいと、ワイパーのように動かせる幅が減りますから、肩の屈曲や外転などを駆使してこまめに場所を移動させなければなりません。これは疲れます。肩関節の可動域が広がることで、「あれ、窓拭きがラクになった」と感じると思います。

スポーツでも、たとえばゴルフならスイングしやすくなり飛距離が伸びる、水泳なら息継ぎしやすくなるなどといった効果を実感できるでしょう。

最終的に、標準関節可動域に到達するのを目標に。**標準までの差を1度でも埋めていくごとに、どんどん元気な体になっていきます。**

第
3
章

1ヵ月で5度広げる！首・肩・背骨の可動域ストレッチ

ストレッチは「時間の長さ」がポイント

リラックスした状態でしっかり伸ばす

それではいよいよ、具体的なストレッチとなります。

第2章でチェックした、首・肩・背骨の各方向ごとに、簡単かつ効果的に伸ばす方法をご提案していきます。

関節可動域を広げるためには、**「広げるための力を加える」**ことが必要になります。お相撲さんの股割りで、人に背中を押してもらうのがそれです。人に押してもらわなくても、自分の手で、あるいはちょっとした器具（椅子やクッションなど）を使って、力を加えることができます。ただし、くれぐれも無理のない範囲で行ってください。

ストレッチには2つの原則があります。第一に、「リラックスして行う」ことです。

自分で行うセルフストレッチは、基本的に力が抜けたラクな姿勢で行うことが重要です。**筋肉の力が抜けていないと、綱引きのようになってしまい、かえって伸ばせていない**という結果になります。何よりリラックスする姿勢をとってやりましょう。

1～2分、動かさずにひとつの姿勢を

これは意外と知らない方が多いのですが、ストレッチは「時間の長さ」が実は大きなポイントです。

ストレッチをする際、**「いち、に」といったリズムで動かしがちですが、これは反動を使って動かしており、筋肉を「伸ばす」ためにはあまり効果がありません**。ひとつの姿勢を1～2分ほど保ちましょう。伸ばし続けると、かたかった筋肉がじんわりほぐれ、伸びてくるのが実感できます。**何回もする必要はなく、しっかり伸ばせれば1回だけでいい**のです。

ストレッチは回数ではなく、時間の長さなのです。

もしかしたら、今までストレッチをしていてもあまり効果がなかったという場合、

「長くする」ということができていなかったのかもしれません。

とはいえ、1～2分は実際にストレッチをしてみると、けっこうな長さです。少しつらいという場合には、10秒程度伸ばすのを何回かに分けて行ってもいいでしょう。くれぐれも無理をせずで。

関節可動域を広げる①

首のストレッチ

体ごと動かしてしまうトリックモーションに注意

体を動かして、首が動いているように錯覚する「トリックモーション」に注意しましょう。

首のストレッチには、手で力を加えていきます。ただし、無理に可動域を広げようとすると、首を痛めますので、力を入れすぎないように気をつけてください。

頭部が動きますので、気分が悪くならないようにゆっくりと動かしてください。

①屈曲（↓P86）

頭を前に倒します。後頭部に手をあて、少し力を加えます。背中をまっすぐにし、首だけ前に倒すように気をつけます。一気に動かすと痛みのもとなので、ゆっくり倒していきます。1分から1分半程度継続する中で、少しずつ可動域は広がります。

体ごと前に倒すトリックモーションにならないように注意です。

②伸展（↓P87）

あごを指先で押しましょう。チェックしたときよりも上を向ければOKです。痛みのない範囲にとどめるようにしてください。1分から1分半程度継続します。屈曲と同様、背中はまっすぐに。後ろに体を倒すと、トリックモーションになり、ストレッチ効果がなくなってしまいます。

③側屈（↓P88）

手を頭頂部にあて、横に頭を倒していきます。自分で動かした関節の幅とあまり変わりありませんが、首の横側が気持ちよく伸びるのを実感できると思います。1分から1分半程度継続します。屈曲、伸展と同様、トリックモーションにならないように、体を横に倒さないように気をつけます。

④回旋（↓P89）

横を向き、ほおを手で押します。強く押す必要はありません。軽く押すくらいで、首の少し後ろ側が伸びるのを感じられると思います。1分から1分半程度継続します。これもまた、体ごとひねる動きをとると、トリックモーションになり、ストレッチにならないので注意です。

首のストレッチ
屈曲

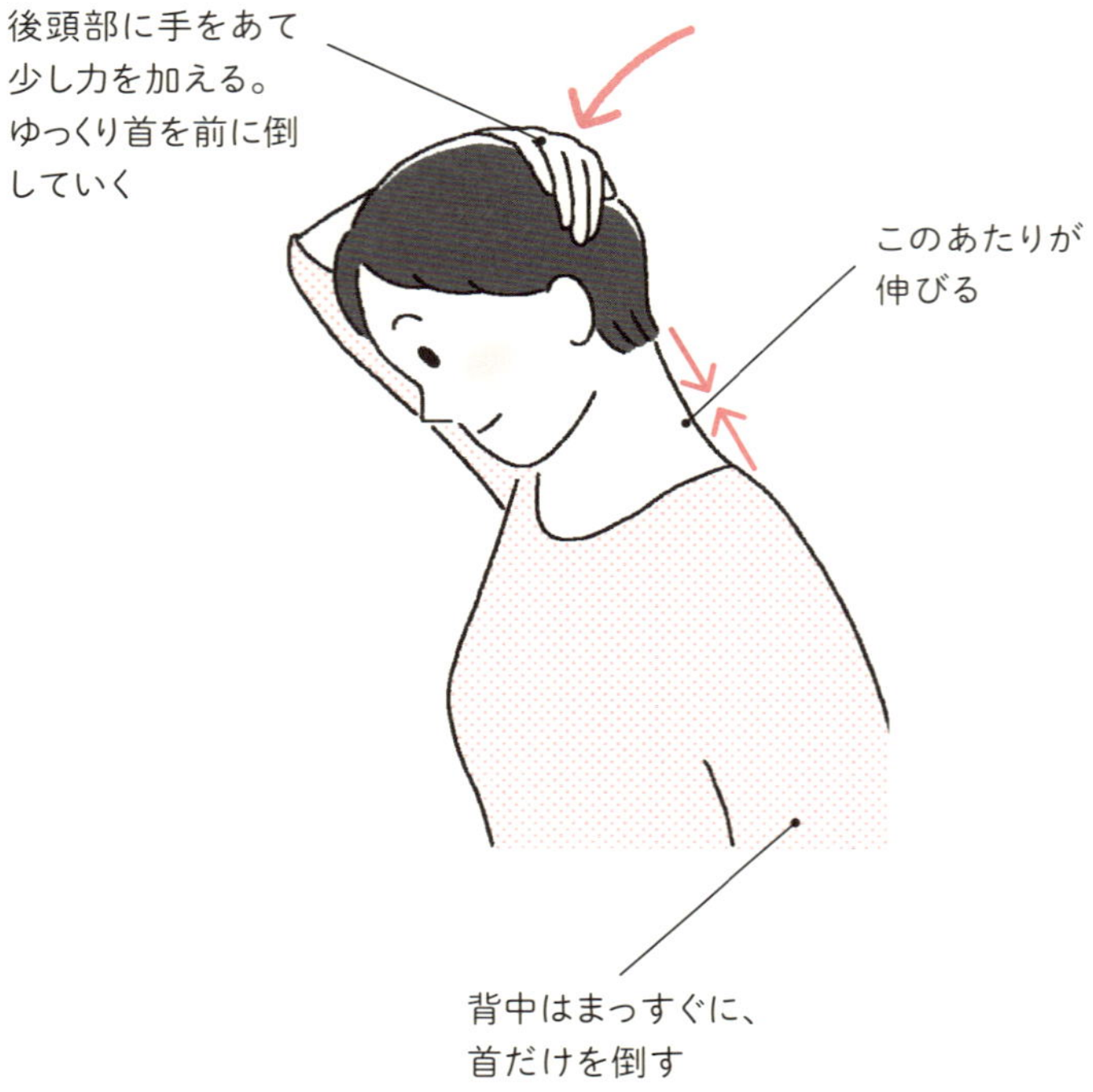
後頭部に手をあて
少し力を加える。
ゆっくり首を前に倒
していく
このあたりが
伸びる
背中はまっすぐに、
首だけを倒す

体を前に倒さないように注意。
チェックのときより少しでも前にいけばOK。
1分から1分半

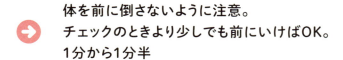

伸展

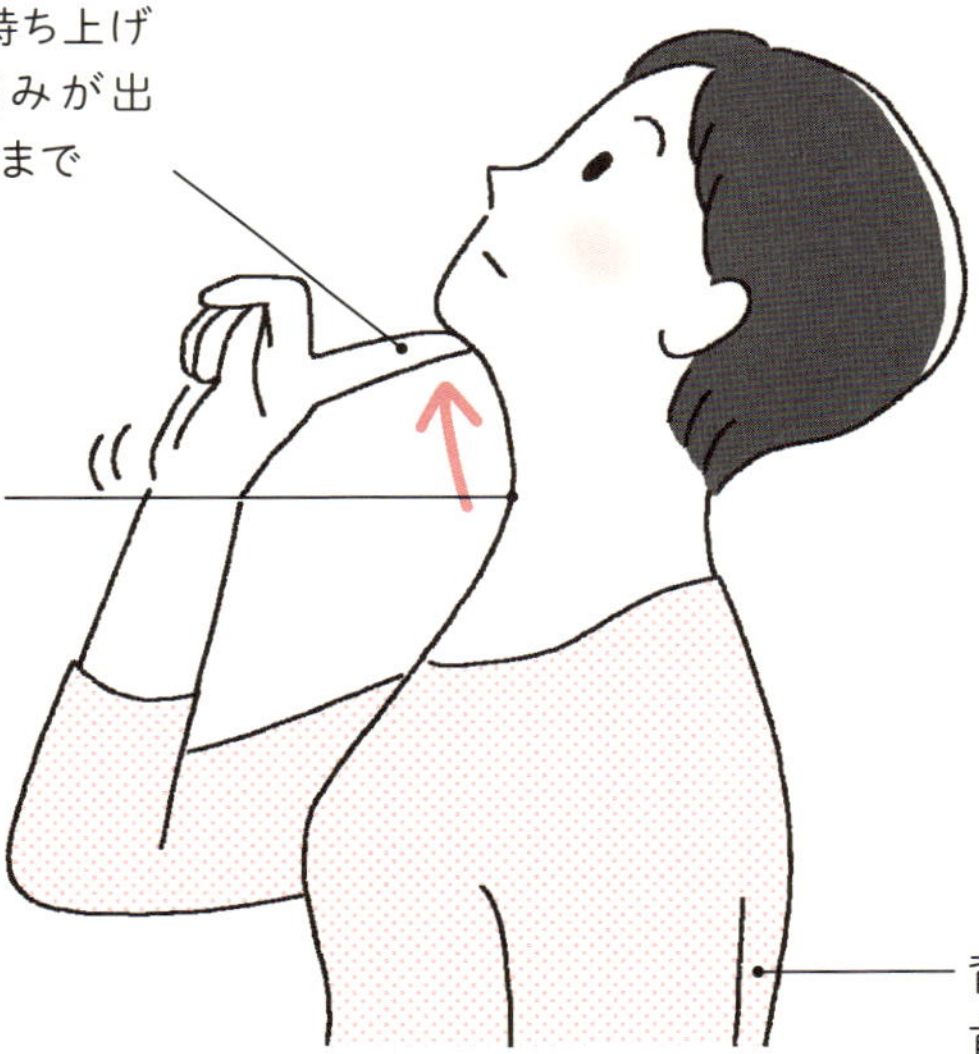
指をあごにあてて、ゆっくりと持ち上げていく。痛みが出ないところまで
このあたりが伸びる
背中はまっすぐに、首だけを後ろに倒す

体を後ろに倒さないように注意。
チェックのときより少しでも後ろにいけばOK。
1分から1分半

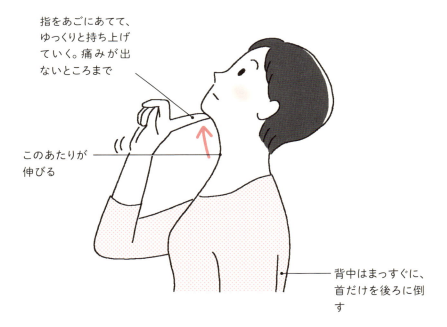

側屈

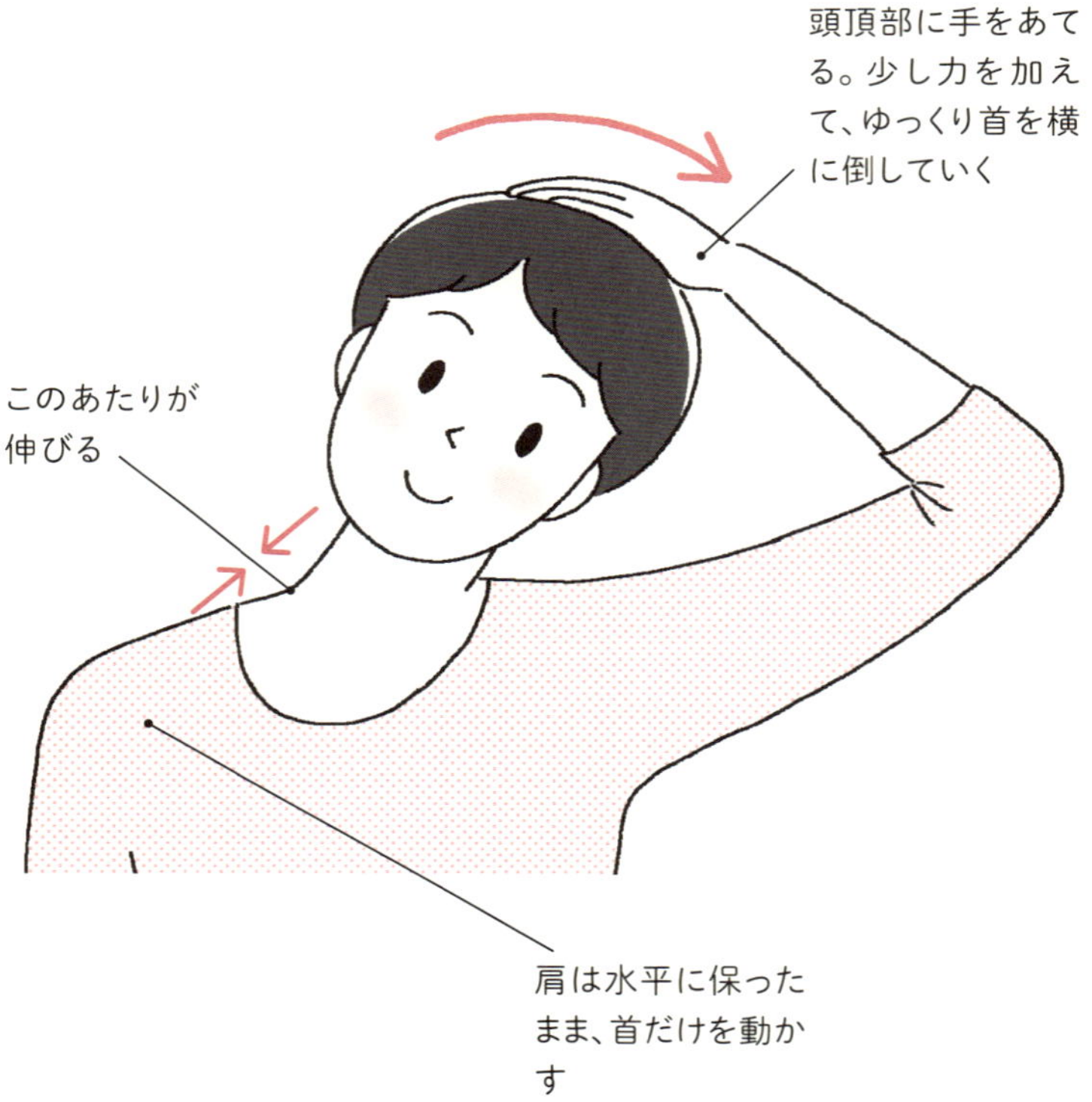
頭頂部に手をあてる。少し力を加えて、ゆっくり首を横に倒していく
このあたりが伸びる
肩は水平に保ったまま、首だけを動かす

体ごと横に倒さないように注意。
チェックのときより少しでも横にいけばOK。
左右それぞれ1分から1分半

回旋

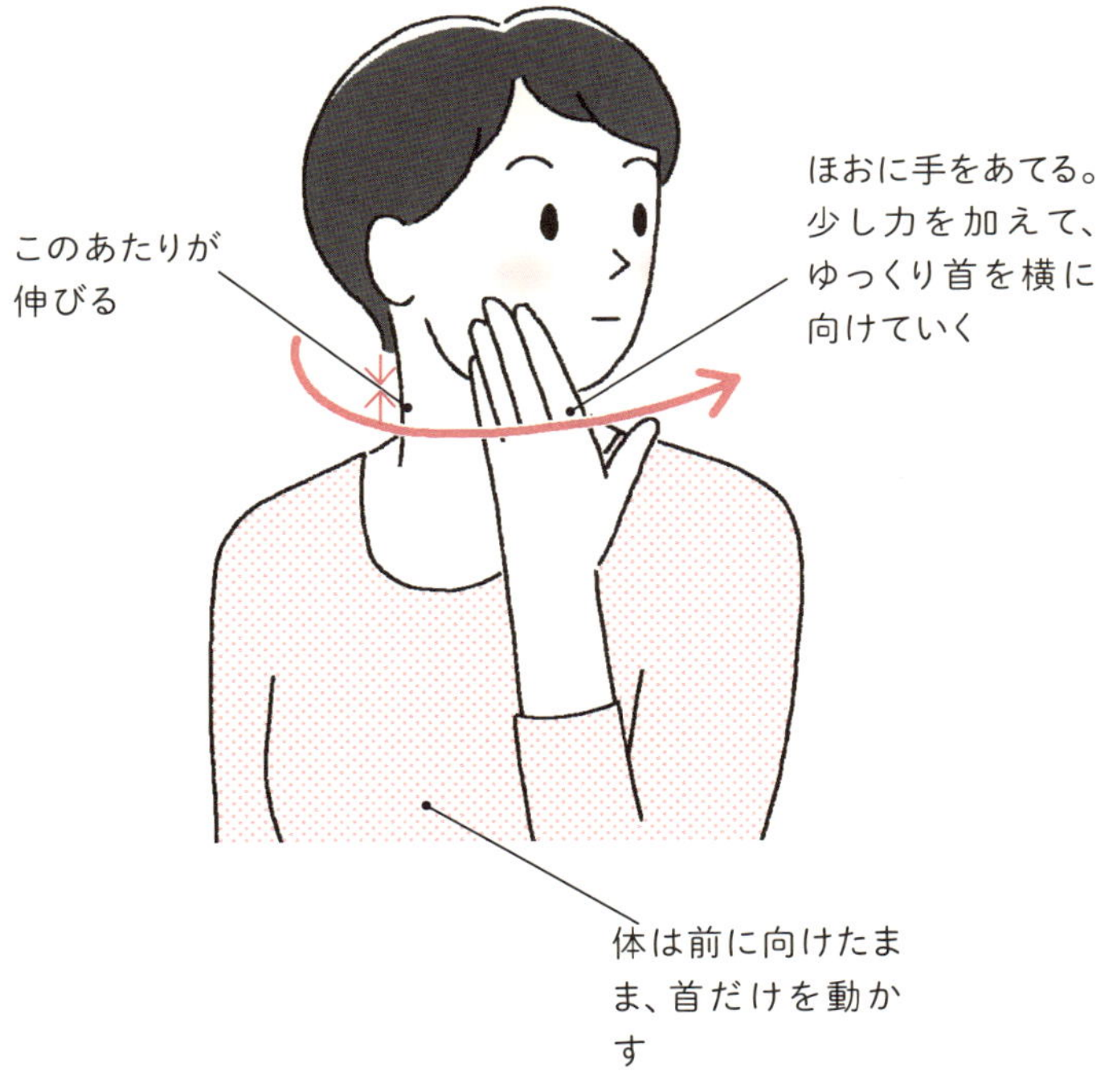
このあたりが
伸びる
ほおに手をあてる。
少し力を加えて、
ゆっくり首を横に
向けていく
体は前に向けたま
ま、首だけを動か
す

➔ 体ごと横にひねらないように注意。
チェックのときより少しでも横を向ければOK。
左右それぞれ1分から1分半

関節可動域を広げる②

肩のストレッチ

「肩だけ動かす」ことを意識して

肩のストレッチにおいても、体を動かして肩が動いているように錯覚するトリックモーションに注意しましょう。痛みがある場合は、痛みのある角度で止めるか、それよりややせまい可動域で伸ばすようにしてください。

①屈曲（↓P94）

上を向いて横になりましょう。そして両手をバンザイのように上げます。そのまま、力を抜いてリラックスしてください。時間をしっかりとることで、腕の重さを利用して持続的に筋を伸ばことができます。

可動域がせまい方は、肘が曲がってしまうことがあります。手の甲がつくあたりにタオルなどを丸めて置くことで、肘を伸ばしやすくなります。肘を曲げてでも手を床につけることがポイントではありません。

②伸展（↓P95）

椅子に浅く座ります。その状態で背もたれに寄りかかり、椅子の背もたれの後ろで手を組みます。手を組んだら、上体を起こします。手を少しずつ滑らせるように、元の座った姿勢になると、肩は伸展し、ストレッチできます。

きついと感じる方は、少し前かがみになっても結構です。背もたれにタオルを垂れかけたり、薄めのクッションをはさむことで、やりやすくなります。

③外転（↓P96）

外転は、外に広げる運動です。壁の横に少し離れて立ち、腕を下ろしたままの位置で壁をさわります。少しずつ天井に向かって指を走らせてください。頭より上に手が上がったら、手のひらを返して体に向けます。そのまま上がっていきます。

痛みや強張りがあり、それ以上は上がらない、というところがストレッチポイントになります。1分から2分、その状態で腕を伸ばしましょう。

④**外旋**（↓P97）

床に仰向けに寝て、チェック方法と同じように腕を肩と水平に広げ、前腕（肘から先）を前に出し、そのままパタリと後ろに倒します。手の甲が床につけばOKです。できるだけ肩の力を抜いてみましょう。

上腕（二の腕）が肩より上にあると、十分にストレッチできません。前腕の角度も重要です。体をひねるとトリックモーションになってしまうので、反対側の肩は床につけたままなのを意識します。

痛みがある場合は無理をせず、手の甲がつくあたりに畳んだタオルやクッションを置くなどして調整してください。

⑤**内旋**（↓P97）

途中までは外旋と同じですが、前腕を前に倒します。宙で浮いた状態で大丈夫です。これでしっかりストレッチできます。肩の力をできるだけ抜きましょう。

上腕は肩より下になると、十分にストレッチができないので、位置に注意します。また、体をひねってトリックモーションにならないように、反対側の肩は床にしっかりくっつけるようにします。

⑥水平屈曲（↓P98）

前ならえで前に伸ばした腕を、反対側に持っていきます。上腕を反対の手で押すようにします。あまり強く押す必要はありません。曲げられている腕の力は抜き、1分から1分半程度ストレッチします。

⑦水平伸展（↓P99）

うつぶせに寝た状態で、片方の腕の下に枕などをはさみ、肘が肩の位置より高く持ち上がる姿勢を作ります。肘は曲がっていて大丈夫です。上半身が浮き上がらないように、肩を下げるように気をつけます。痛みがある場合は無理せず、痛みが出ない位置を探しましょう。

ちなみに、うつぶせ寝はとても推奨できる姿勢です。1日に10分程度、うつぶせの姿勢になると、背中が丸まってしまうのを防いだり、呼吸をスムーズにしたりする効果があります。

寝返り動作の一環としてうつぶせになって、肩のストレッチをしてみましょう。

肩のストレッチ
屈曲

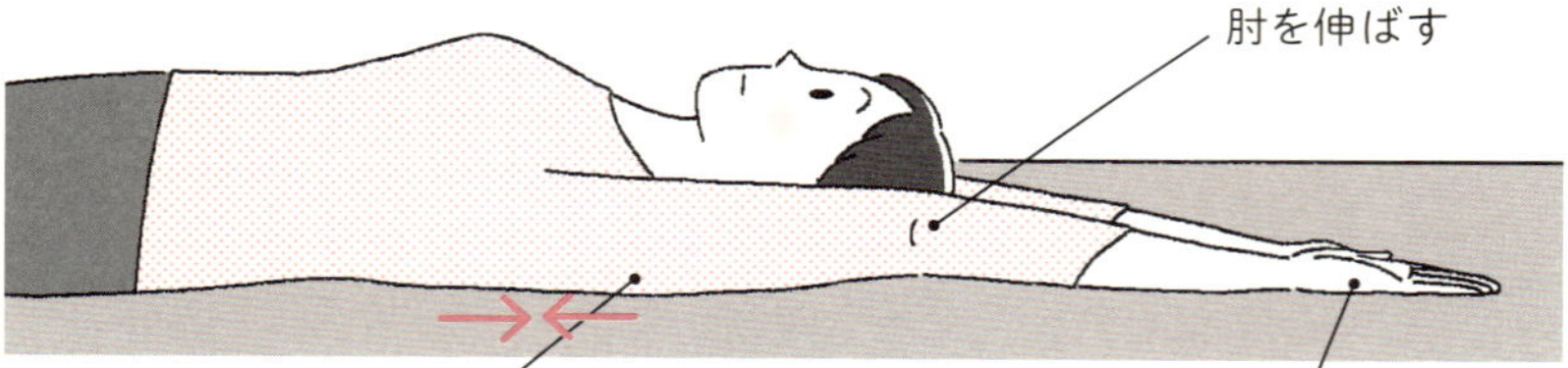
肘を伸ばす
肩の力は抜いて
肘が浮いてしまう場合は、
手の甲の下にクッションな
どをあてて高さを出す。
肘がしっかり伸びるのが
大切

横になり、バンザイの姿勢をとる。
肘が伸びた状態をじっくりキープ。腕の重さでストレッチできる

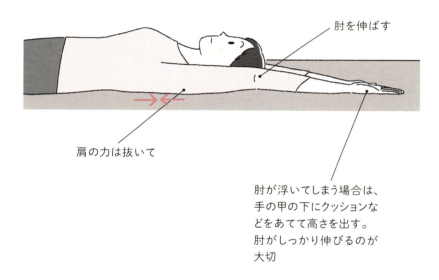

伸展

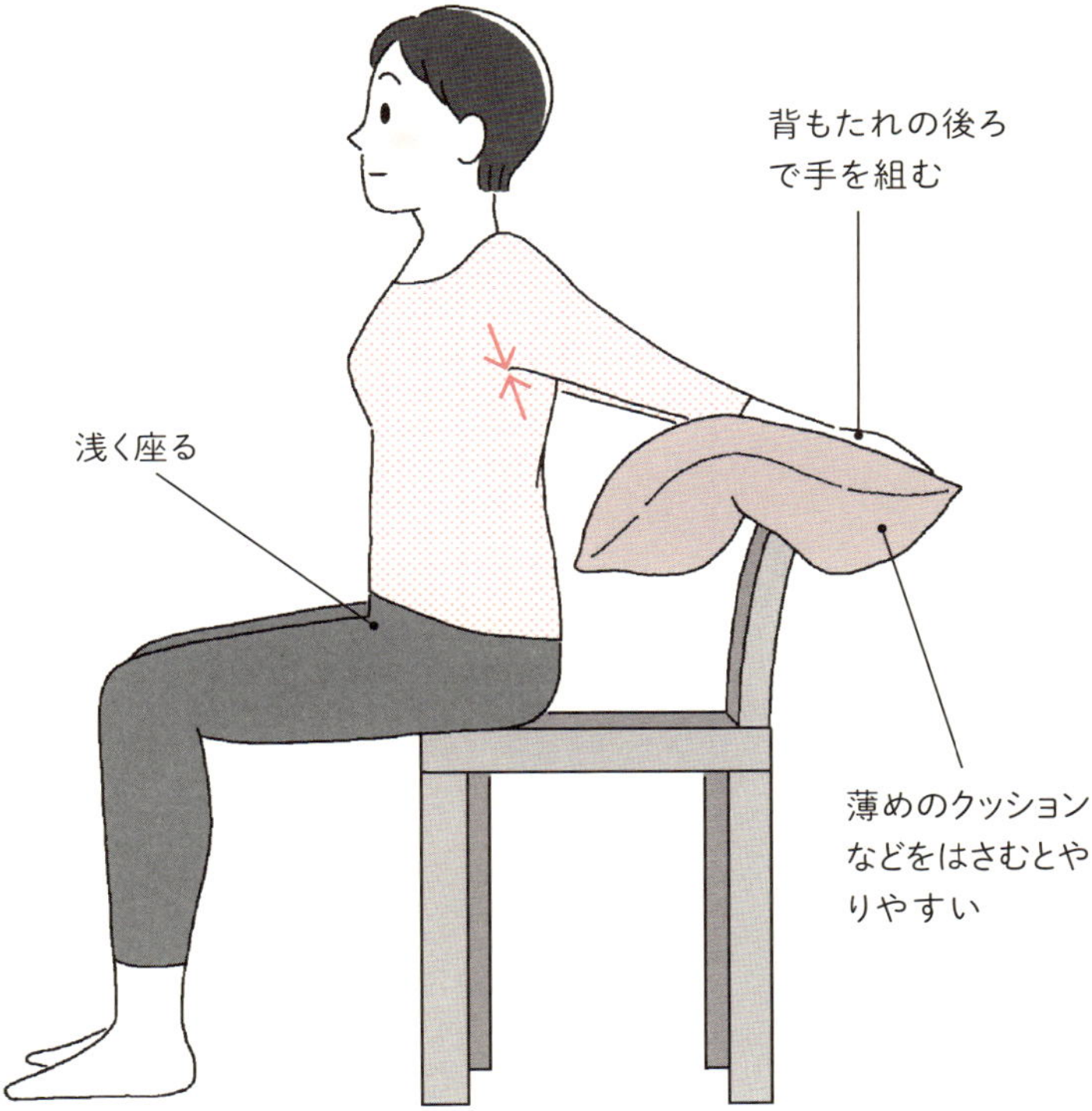
背もたれの後ろ
で手を組む
浅く座る
薄めのクッション
などをはさむとや
りやすい

椅子に浅く座り、椅子の背もたれの後ろで
手を組む。ゆっくり上体を起こす。
つらいときは前かがみになってもOK

外転

①壁の横に立ち、下ろした腕を壁伝いに上げていく
②頭より上にきたら、手のひらは体側に
③上げられるところまで上げる

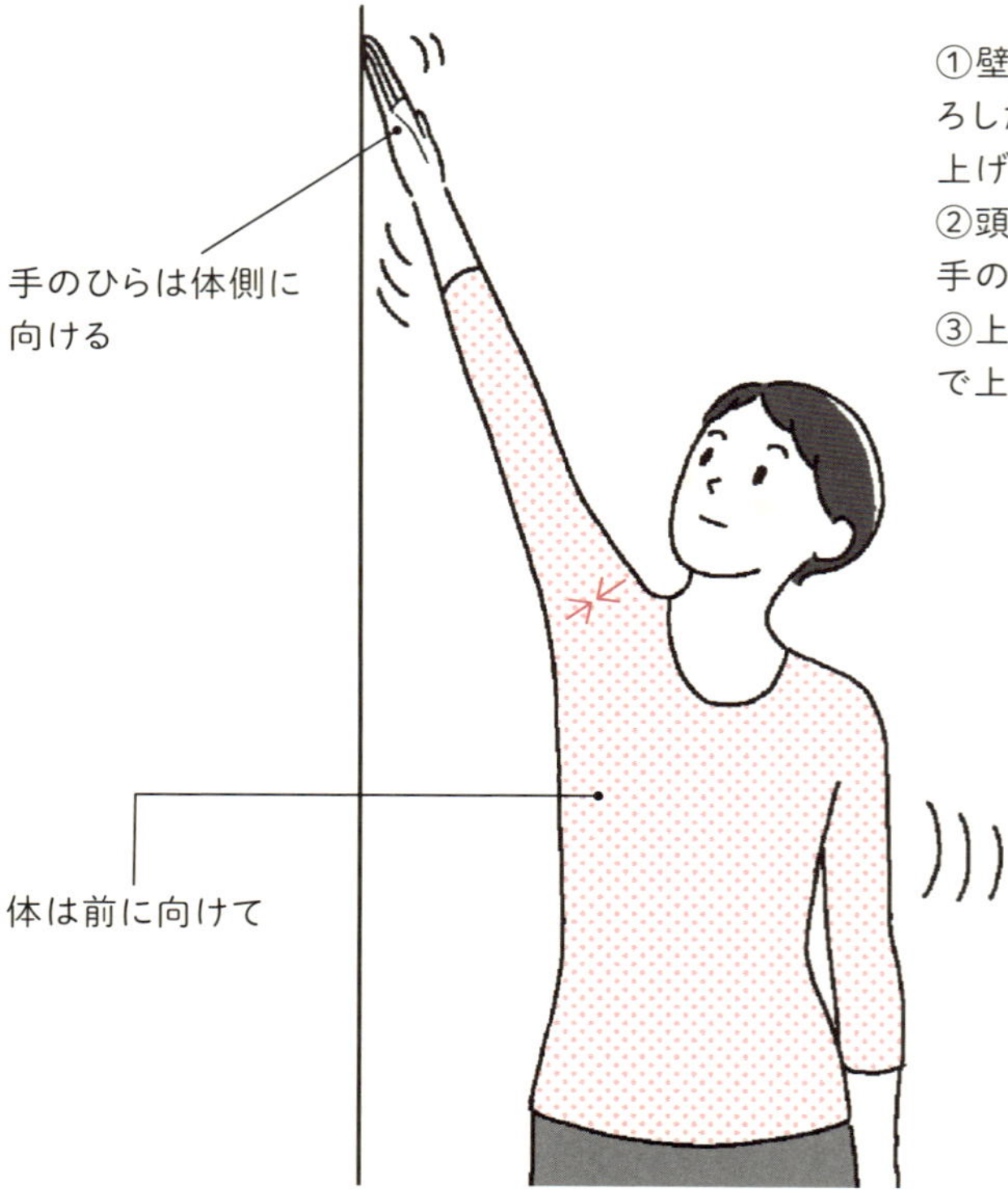

これ以上上がらないというところまで、ぐーっと伸ばしていく。1分くらいキープ

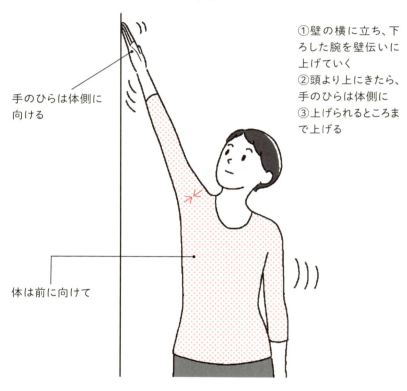

外旋

上腕を肩と水平に、前腕を90度に曲げる

手の甲が床につけばOK

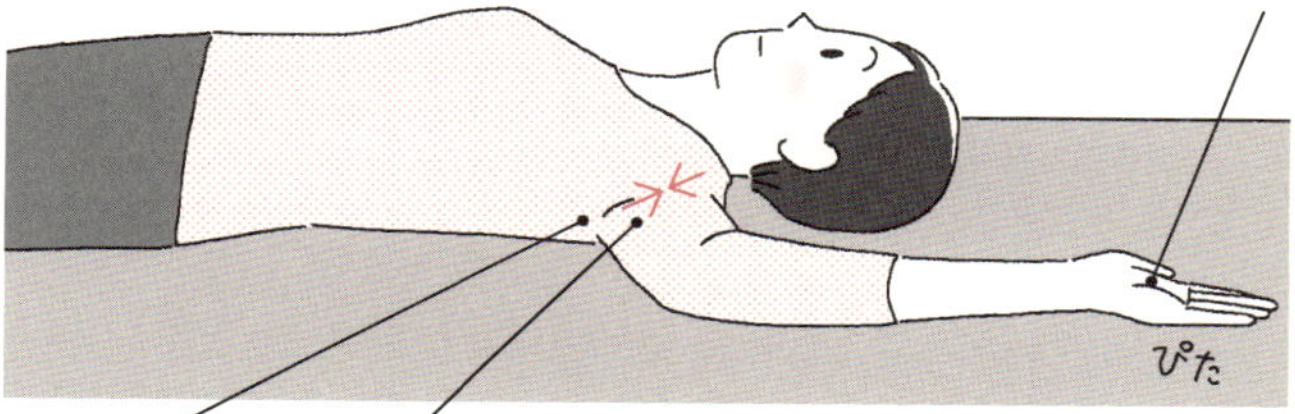

肩の力は抜いて

このあたりが伸びる

➔ P65のチェック方法と同様の姿勢を作る

内旋

手は床につかなくてOK

上腕を肩と水平に、前腕を前に曲げる

このあたりが伸びる

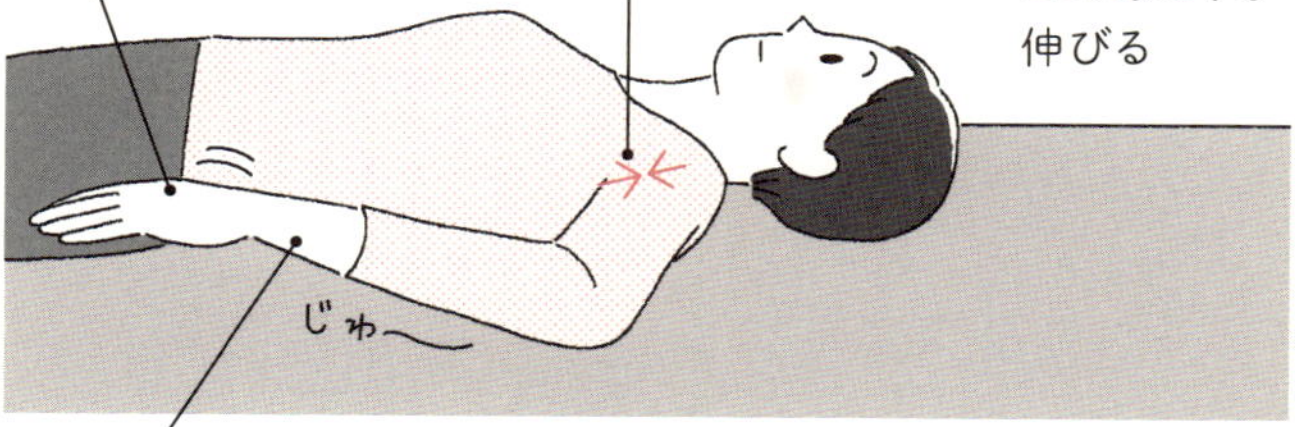

クッションやタオルを置くとちょうどいい

➔ P65のチェック方法と同様の姿勢を作る

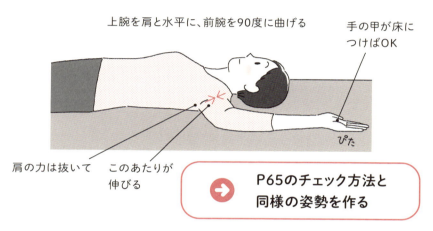

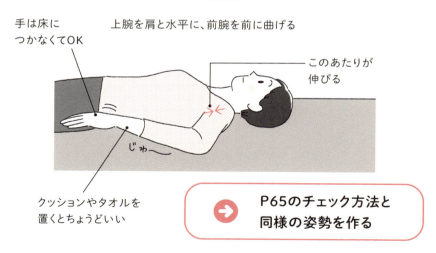

水平屈曲

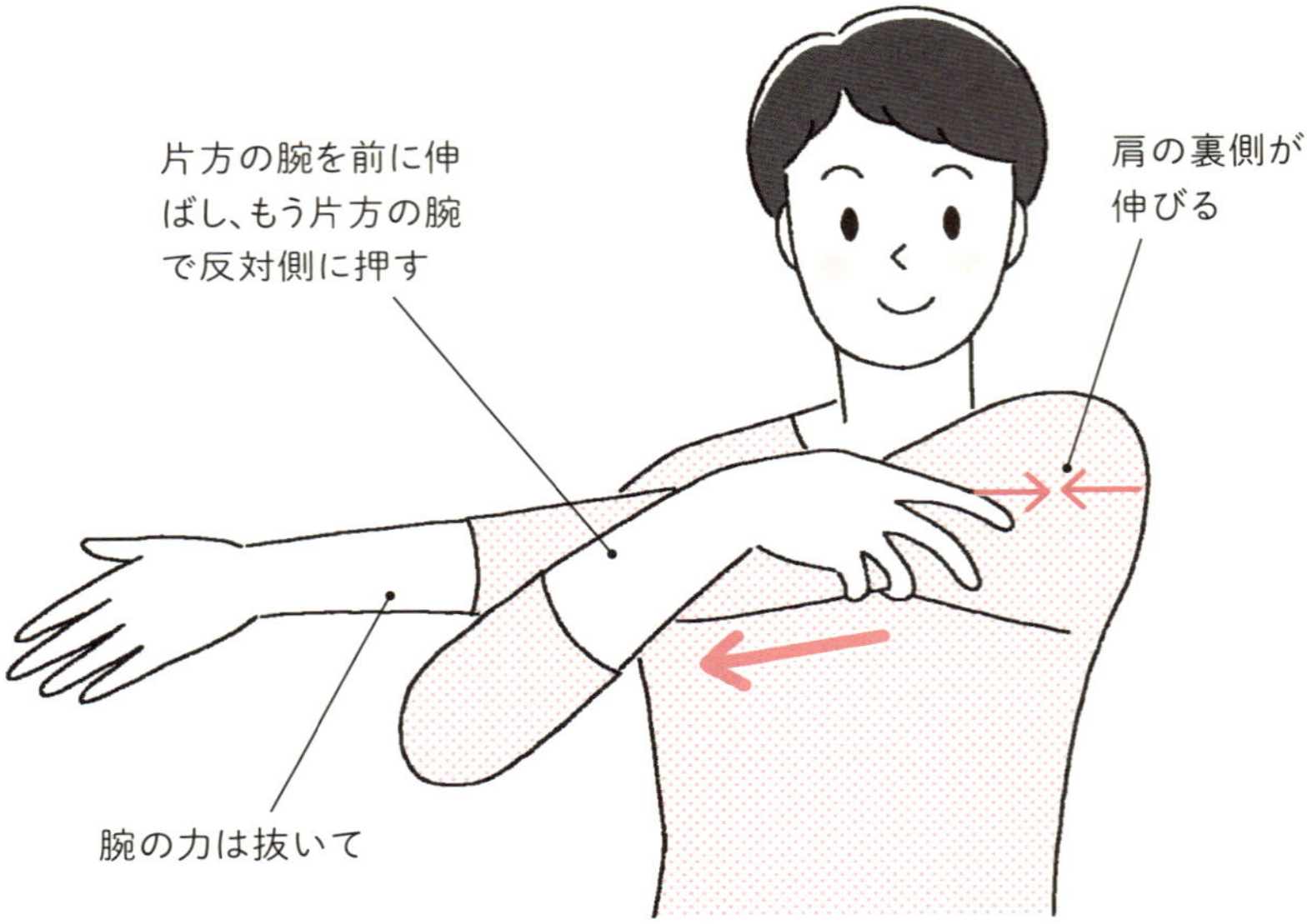

➔ **あまり強く押す必要はなし。
力を抜いてゆっくりと、1分から1分半キープ**

水平伸展

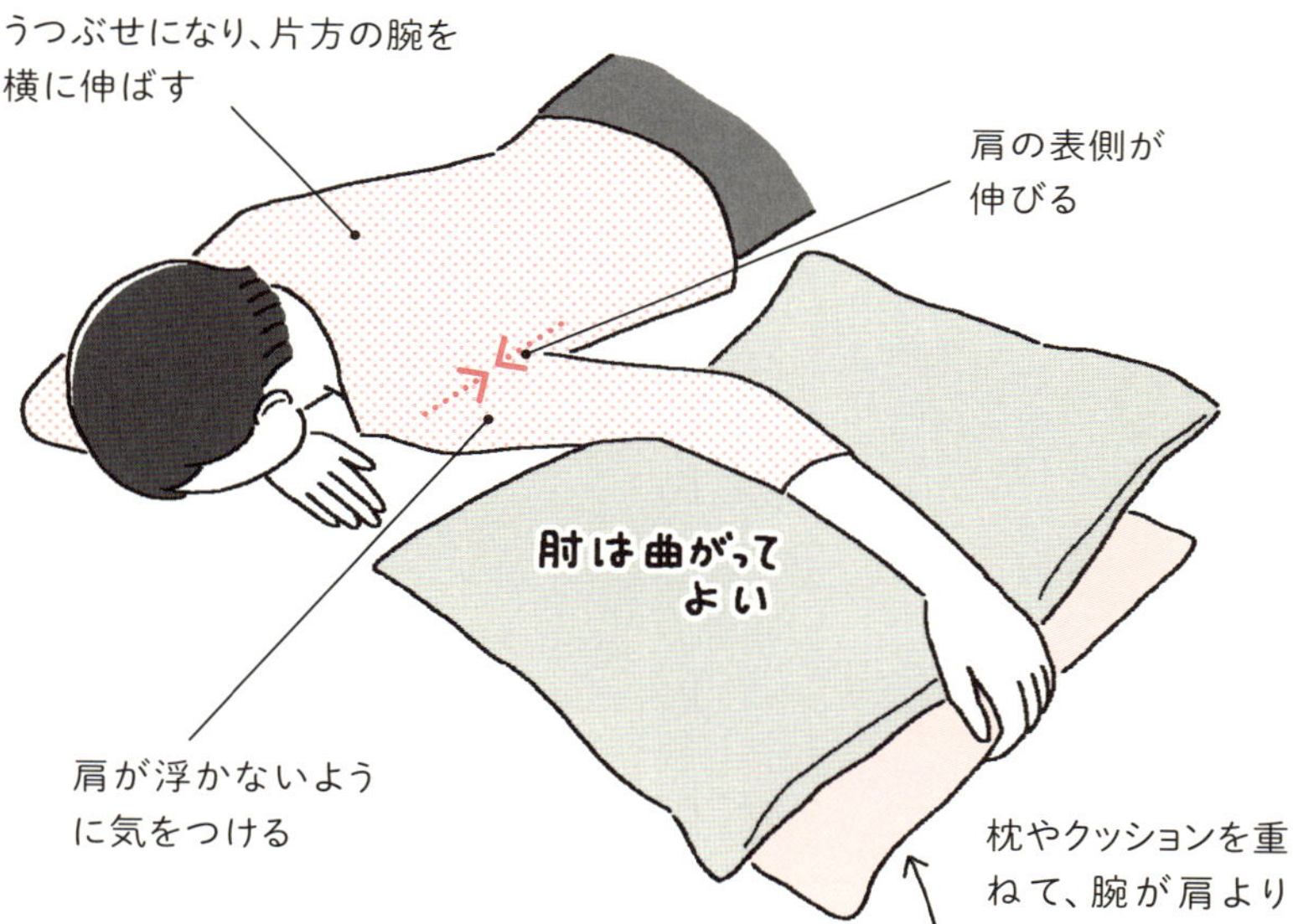
うつぶせになり、片方の腕を
横に伸ばす
肩の表側が
伸びる
肘は曲がって
よい
肩が浮かないよう
に気をつける
枕やクッションを重
ねて、腕が肩より
上に上がるように

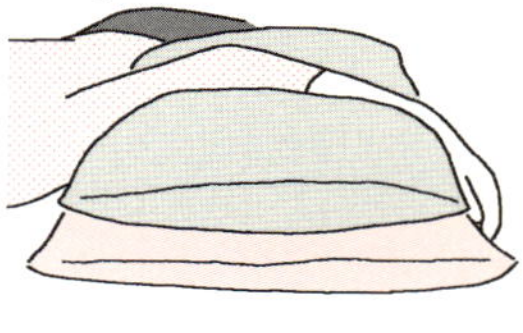

「うつぶせ寝」はとてもストレッチ効果の
ある姿勢。力を抜いてゆっくり伸ばす

関節可動域を広げる③

背骨のストレッチ

腰痛のある人は少しずつ

背骨のストレッチでは、脊椎として連なるたくさんの骨を動かすことになります。腰痛のある方は、少しずつ始めてみてください。痛みがある場合は無理せず痛みの手前までにしましょう。

①屈曲（↓P103）

体を前に倒します。上半身だけを曲げる運動をするというのは、実際にはなかなか難しいのです。というのも、骨盤や股関節にも体を前に倒す機能があるため、連動してしまうのです。

そこで、まずは座って下半身を固定します。ただ、このまま体を前に倒しても、骨盤が動いてしまうので、腰骨あたりが背もたれにつくくらい深く座り、手をお腹のところで組みます。

そのまま背中を丸めるように、上体を前に倒していきます。背中のあたりが伸びる感じがすればOKです。できれば2分から3分程度、この姿勢を保ちましょう。

②伸展（↓P104）

チェックの姿勢で、後ろに反りかえるのもストレッチになりますが、少々不安定で危ないので避けます。他の方法として、床にうつぶせになって腕を伸ばし、上半身を反らす姿勢を保つことでもストレッチできます。腰とお腹のあたりが伸びるのを実感できると思います。

③回旋（↓P105）

上半身をひねる動きです。床に寝転がった姿勢で行いましょう。

仰向けに寝て、両膝を立てます。両膝を横に倒していきます。このとき、お尻もしっかり持ち上がるようにしましょう。お尻が床についたままだと、回旋したことになりません。また、肩は動かさず、床につけた状態を保ちます。肩も一緒に向こう側に倒すと、上半身をひねったことになりません。両膝をしっかり反対側に倒した状態で、1分から1分半くらいストレッチします。

④側屈（↓P106）

両手で棒や杖などを持ち、体を横に倒しましょう。長い棒状のものが家にない場合には、タオルなどでも代用できます。

しっかり真横に倒す必要があります。前方に倒すと、トリックモーションで曲げたつもりが曲げられていないことになります。鏡があれば鏡を見ながら、ご自身の真正面を向いてやりましょう。

背骨のストレッチ
屈曲

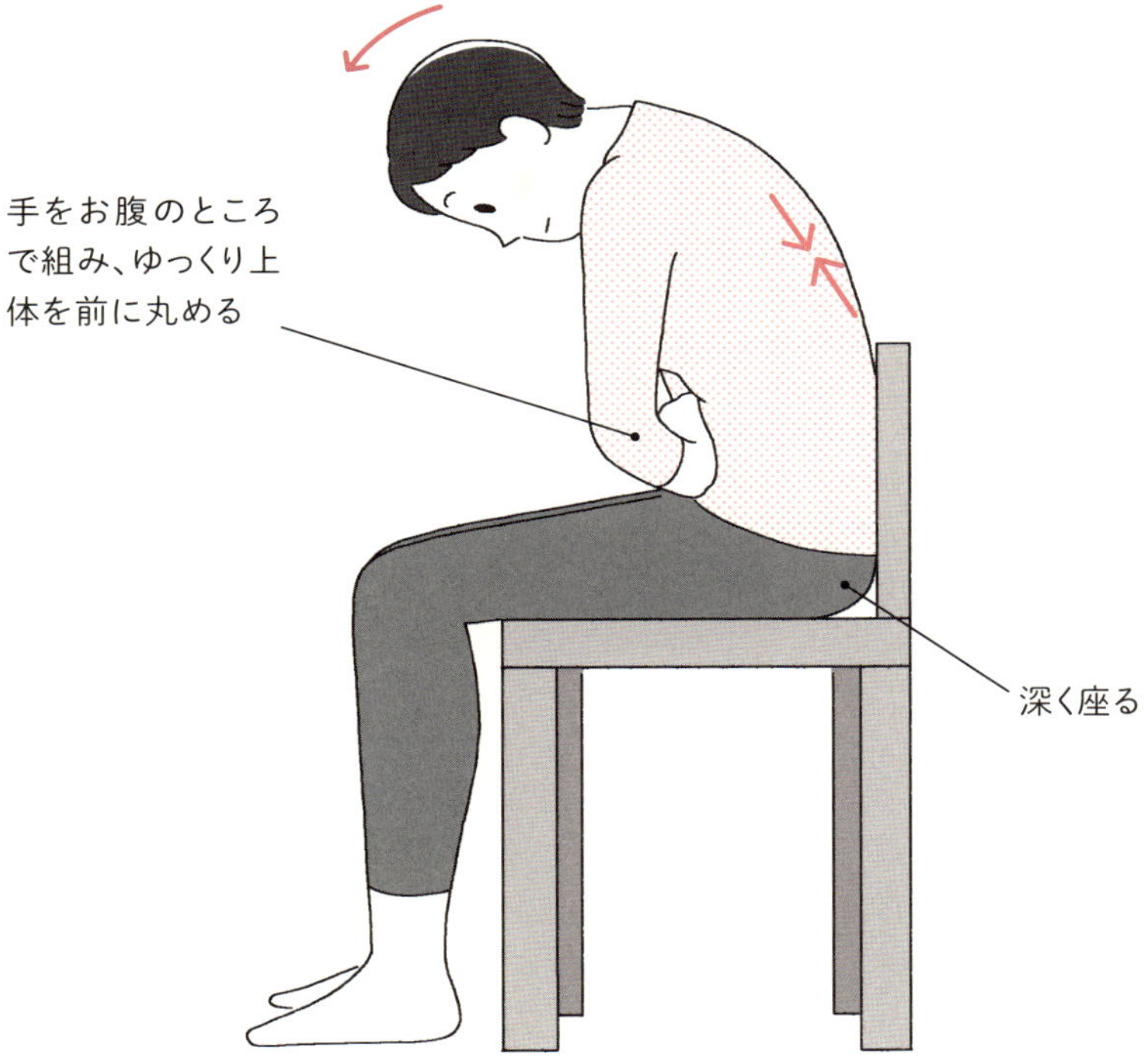
手をお腹のところで組み、ゆっくり上体を前に丸める
深く座る

骨盤が動かないように、深く座る。
背中が伸びる感じがするところで、2〜3分キープ

伸展

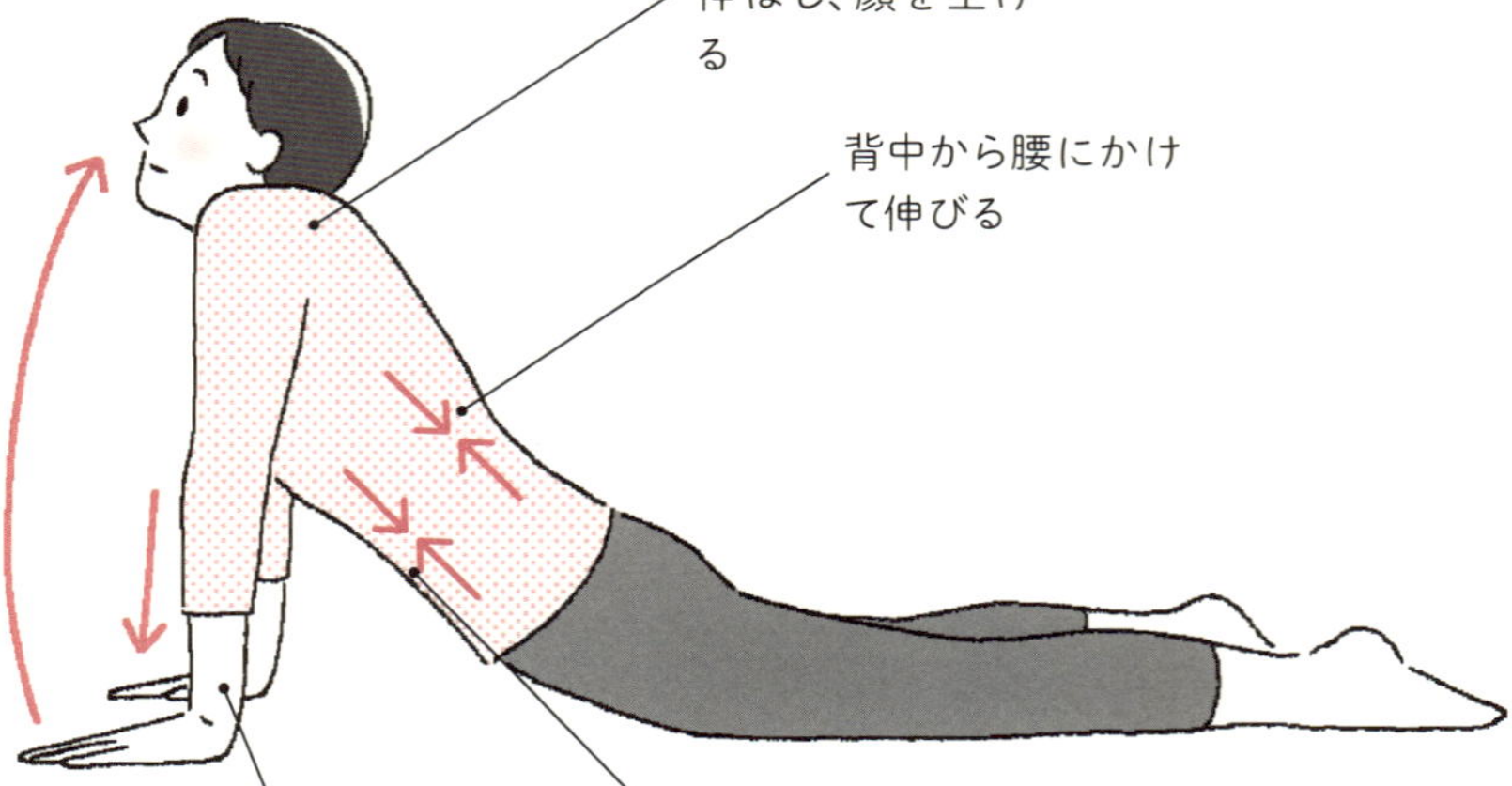

うつぶせから腕を伸ばし、顔を上げる
背中から腰にかけて伸びる
お腹のあたりも伸びる感じに
肘が伸びないときは手のつく位置を少し前に

P74のチェック方法でもできるが、こちらのほうが安全でしっかり伸ばせる

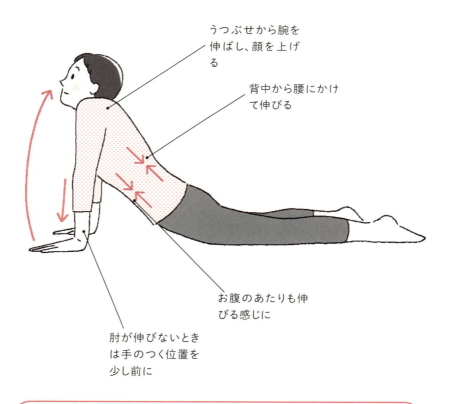

回旋

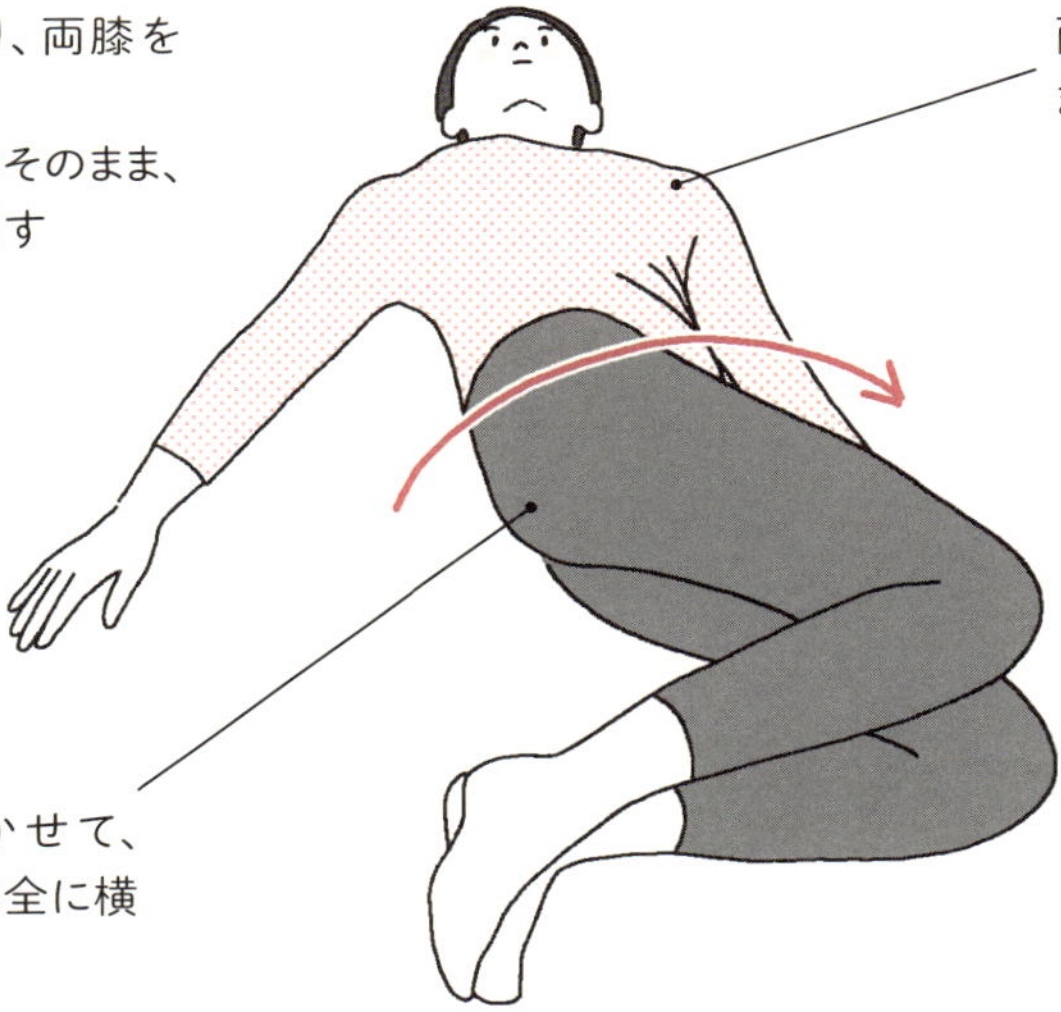
①横になり、両膝を立てる
②上半身はそのまま、膝を横に倒す
両肩は床につけたままで
お尻を浮かせて、下半身を完全に横向きにする

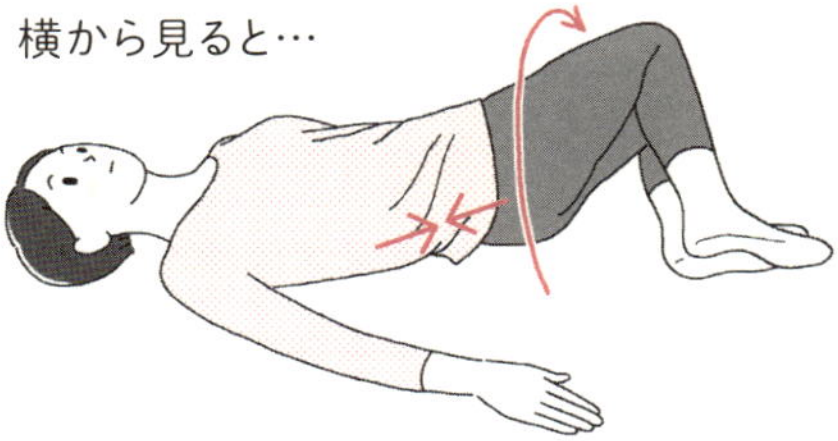
横から見ると…

お尻が浮かないと回旋にならないので注意。
倒した膝を床につけ、下半身をひねった状態で
1分ほどキープ。左右それぞれ

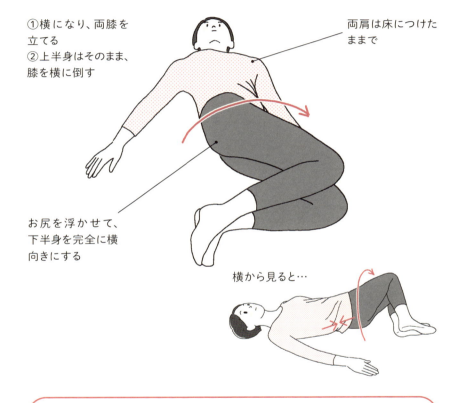

側屈

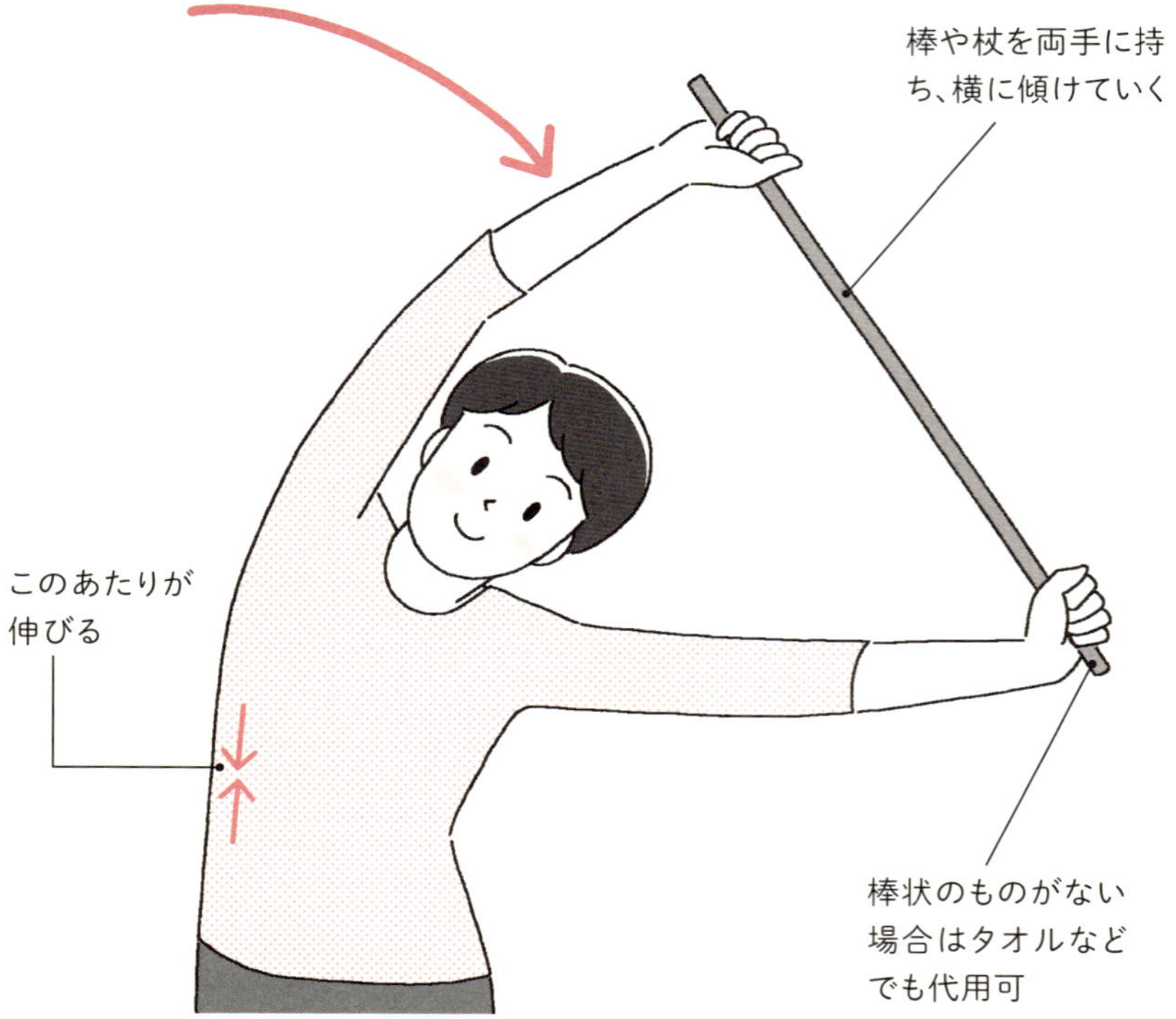
棒や杖を両手に持
ち、横に傾けていく
このあたりが
伸びる
棒状のものがない
場合はタオルなど
でも代用可

前に倒すとトリックモーションになるので、
しっかり正面を向いたまま、横に倒していく。
左右それぞれ

ストレッチを習慣化させるコツ

テレビのCM中に、起床時に寝たままで

本章でご紹介したストレッチ、いかがでしたでしょうか。
どれも簡単なものですが、すべてこなそうと思うと数が多く、負担に感じるかもしれません。前章のチェックで、**とくに可動域がせまいと思ったところを選んで**、やってみてください。

ストレッチは毎日続けることが大切です。とはいえ、その時間をわざわざ確保するのが、難しかったりしますよね。

私がよく入院中の患者さんにおすすめしているのは、「テレビを見るとき、CMになったら必ずストレッチをする」決まりを作ることです。テレビのCMを積極的に見る

方は少ないですよね。
やろうやろう、やるつもりでいた……といった方は、このCMストレッチにぜひトライしてみてください。成功確率は高いです。

もうひとつ、本章のストレッチには「寝たままできる」ものがいくつかあります。朝、目が覚めたとき、起き上がる前に、そうしたストレッチをする習慣をつけるのはいかがでしょうか。

なかでもおすすめしたいのが、93ページでもふれた**「うつぶせ寝」**です。ただうつぶせの状態で寝るだけで、十分なストレッチ効果があります。
普段、座る機会が多い方は、どうしても首から肩、背骨にかけて前に丸まってしまいがちです。うつぶせに寝ると、自然とすべて後ろに反りかえります。10分ほど、うつぶせ寝をしてみましょう。

第4章

関節可動域が広いことはあらゆる点で重要

「肩関節だけはやわらかくしておくべき」理由

肩がかたいと姿勢が悪くなり、股関節や膝に悪影響

ここまで、上半身の関節可動域を広くする重要性、ストレッチの方法について見てきました。

どの関節の柔軟性も重要なのですが、もしひとつだけと言われれば、間違いなく「肩関節」であると思います。肩関節だけは、やわらかくしておいたほうがいいです。

ただでさえ、年をとると背筋力が弱くなり、約5kgもある重い頭が支えきれずに前へ出てしまいます。加えて、肩関節がかたいと、肩が前方に引っ張られ、いわゆる巻き肩になります。巻き肩は高齢者だけでなく、中年以降によく見られる症状です。最近は、上のものをとる動作が少なくなってきたので、若い子にも見られます。

こうして、肩が丸まり、背中が丸まります。正しい姿勢を保つのが難しくなります。良くない姿勢で歩いたり、様々な動作をしたりすると、膝関節や股関節などに通常とは違う負荷がかかります。つまり、**上半身の関節のかたさが、下半身の関節に悪影響を及ぼすのです。上半身と下半身は連動しています。**

股関節や膝関節の悪い人は、最初は肩の関節のかたさ、姿勢の悪さから始まっていると指摘する医師も多いです。

ラジオ体操がおすすめ

本書にのっているストレッチで、肩関節をやわらかくすることはできるし、今よりはるかに体がラクになるでしょう。ただ残念ながら、若いときのように元通り、とはいきません。

できれば、かたくなる前に、若いうちから予防的に肩関節の柔軟性を保っておきたいものです。

それには、ラジオ体操が一番簡単でおすすめです。ラジオ体操第一、余裕があれば第二まで。このとき、**なんとなくこなすのではなく、「しっかりきれいに行う」**ことが重要です。

そんな簡単なことでいいのだろうかと感じる人も多いかもしれませんが、ラジオ体操はしっかりやると、けっこうつらいものがあります。

ラジオ体操第一には全部で13種類の運動が入っていますが、10番目の「体を回す運動」（脚を開いて腕を伸ばし、大きな円を描くように上半身をぐるりと回す）などは、普段しない動きで、なかなかハードです。**最初の「伸びの運動」で腕を上げるだけでも、肩関節に効きます。**ラジオ体操全体を通して、正しい姿勢づくりに効果的です。

立つのが不安定な人は椅子に座ってやるのもいいでしょう。肩周りがかたくて腕が上がらないとか、後ろにいかないとか、体がねじれないとか感じてしまうことも多々あると思います。危険信号を早くキャッチできます。

ＮＨＫの放映をリアルタイムで見られなくても、今はＹｏｕＴｕｂｅなどで動画を見ることができます。

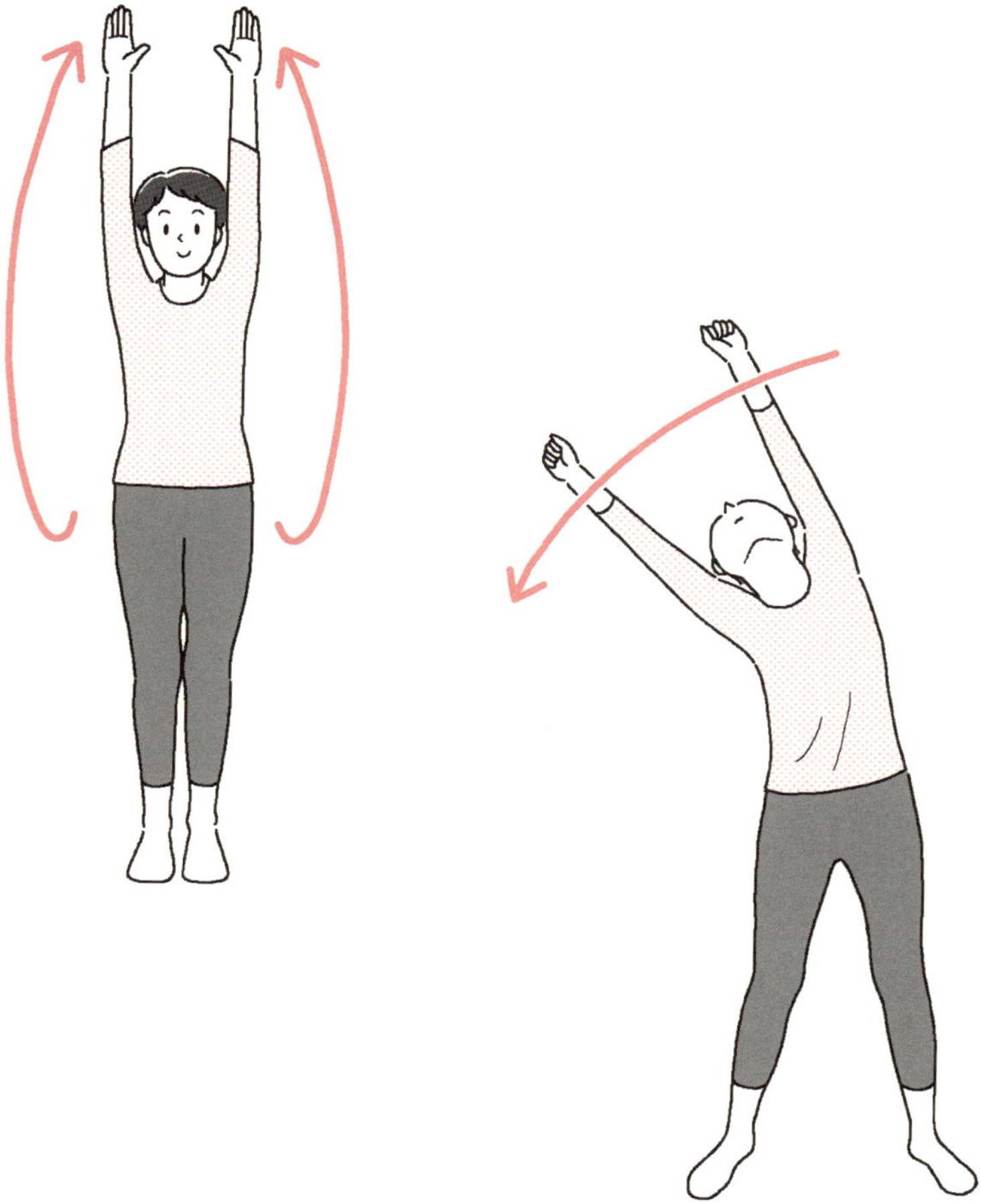

ラジオ体操の動きは関節を伸ばすのに最適

関節可動域がせまくなりやすいパーキンソン病

薬が効いて動きやすいときにパーキンソン体操を

パーキンソン病は、脳の指令を伝えるドパミンと呼ばれる物質が減ることによって、脳が出す運動の指令がうまく伝わらず、**スムーズに動けなくなる病気**です。高齢者に多く発症するので、高齢化社会の今、認知症同様に今後ますます増加するであろう疾患です。私も多くのパーキンソン病の患者さんを診ています。

治療は薬や、症状によって定位脳手術や深部脳電気刺激療法などがありますが、リハビリテーション治療が非常に重要なのです。**動きづらいからといって動かないでいると、ますます動きづらくなる**のは容易に想像できると思います。

長く同じ状態でいると、関節の可動域がせまくなっていきます。動かなければ筋力も落ちます。パーキンソン病の特徴として、重心が後方になることがあります。その結果、股関節もかたくなり、さらに歩きづらくなります。また、姿勢反射（体が傾いたときに姿勢を保とうとする反応）に異常があるため、体が傾いていきます。

パーキンソン病においては、関節可動域の維持はとても大きなことなのです。

そこで、パーキンソン体操というものをしっかりやることになります。薬が効いていて動きやすいときには、なおさらしっかりやらなければなりません。

パーキンソン体操は、

・両手を組んでまっすぐ上げる
・両手を頭の後ろに組み、反りかえる
・体を横に倒したり、ひねったりする
・腹ばいになって、手をついて頭を上げ、股関節を伸ばす

といったことが中心になります。いわば「ねじり運動」をともなった、全身のストレッチングをしっかりすることになります。

パーキンソン病になると、上記の運動ができづらくなり、転倒しやすくなります。しっかりストレッチをして上記の運動をしていれば、逆に転倒しにくくなります。

下半身のかたさが上半身に悪影響なことも

太ももの筋肉はかたくありませんか?

先に書いたように、上半身と下半身は連動しています。上半身のかたさが下半身に悪影響を及ぼすこともあれば、反対に、下半身のかたさが上半身に悪影響を及ぼすこともあります。たとえば、腰痛です。

9割以上の人が一生のうちに必ず腰痛を経験すると言われています。

リハビリをしないといけないとよく言われますが、急性期の腰痛に対するリハビリテーション治療というのはないことをご存知ですか? 腰椎椎間板ヘルニアなどを起こして、腰痛が発生した場合の治療の基本は、安静と内服あるいはブロックなどの注射、手術となります。

では、腰痛に対するリハビリテーション治療とは何なのかというと、痛みが落ち着いた頃から始める、腰痛の〝再発予防〟となります。簡単に言うと、大腿（太もも）についている前と後ろの筋肉を伸ばすことをしっかりとやります。

というのも、**太ももの筋肉は、ほぼ骨盤につながっている筋肉**です。ここがかたいと、骨盤が後傾になりやすくなり、それが影響していろいろなものと重なり合い、本来あるべき腰のカーブ（生理的な前弯）がなくなります。その姿勢が腰に負担をかけ、腰痛となるのです。

片足を曲げて一方の片足を伸ばして座りましょう。そして、伸びている足のほうに体を曲げて、膝が曲がらないようにつま先を持ちましょう。できますか？

できれば体を前に倒しましょう。頭が伸びた足につきますか？ 大腿の裏の筋肉が突っ張っているのがわかると思います。つま先を持てない人も多くいると思います。持てても、膝がかなり曲がってしまっている人も多いと思います。

伸ばしにくくても、毎日数分ストレッチングをやっていれば、効果は十分あると思います。

大腿の前の筋も伸ばします。

どこかにつかまって立ちましょう。一方の足を曲げて手で持ち、お尻に足の裏をつけましょう。

ぐらついて立てない人は、正座ができる場合は正座をして手を後ろにつきましょう。正座をしたまま寝転べればいいですが、ほとんどの人、とくに男性はできない人が多いと思います。しっかりやりましょう。

アキレス腱もしっかり伸ばしましょう

もうひとつ、下半身のストレッチでぜひ加えてほしいのは、アキレス腱です。中高年の人が急に走り出したり、子どもの運動会で動いたりしてアキレス腱を断裂する場合があります。あれは明らかに運動不足です。年を重ねるごとに筋力が落ち、関節や筋肉がかたくなります。若い頃にできていたイメージで走ったり飛んだりはねたりすると、アキレス腱の断裂も起こりやすくなるのです。

腓腹筋、つまりふくらはぎは「第二の心臓」と言われますが、その下にあるアキレス腱も、長生きするには重要です。ずばり、**かたいと転びやすくなる**のです。転倒して骨折すると生存率が下がり、寝たきりの原因にもなります。

太もものストレッチ

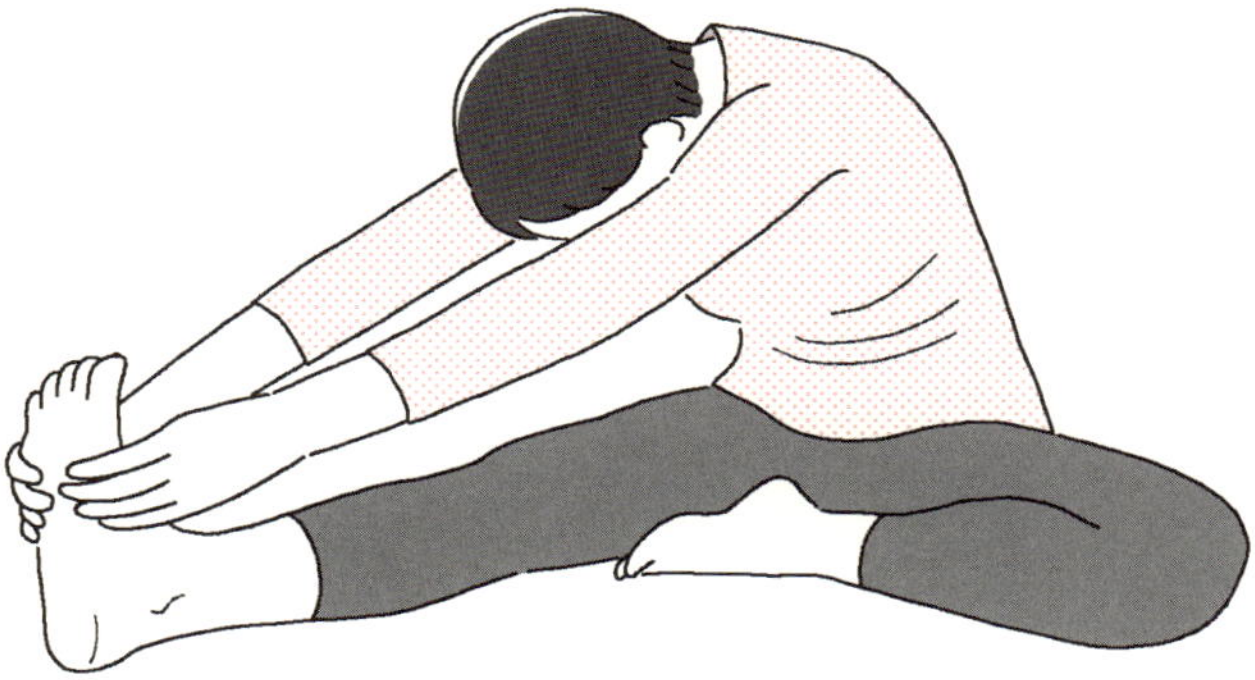

太ももの裏側の筋肉を伸ばす

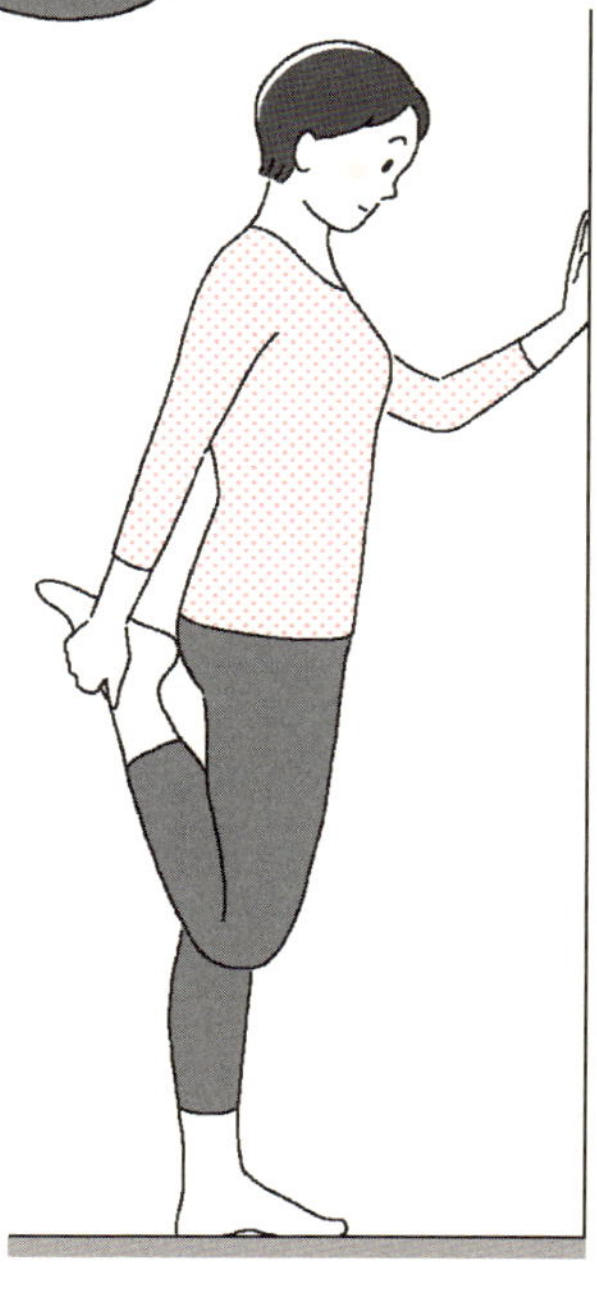

太ももの表側の
筋肉を伸ばす

関節を取り巻く筋肉に「効く」食事とは？

タンパク質だけとればいいわけではない

その昔、酢を飲むと体がやわらかくなる、などとよく言われていました。なりませんよね。

これまで見てきた通り、体のやわらかさとは、関節を取り巻く靭帯や筋肉の柔軟性です。酢を飲んでも、筋肉はやわらかくなりません。筋肉をやわらかくするには、よく動かし、よくストレッチすることです。

筋肉を直接やわらかくできる食べ物はありませんが、体のあらゆる組織を作るのは食べ物です。**食事によって筋肉を「良い状態」に整えておくことで、ストレッチの効果を最大限上げることができる**でしょう。

筋肉を「良い状態」に整える食事とは、特別なものではありません。「バランスのとれた食事」です。よく、筋肉にはタンパク質が必要と言われますが、タンパク質だけとっていればいいわけではありません。

バランスのとれた食事の方程式は、「主食（炭水化物）：主菜（タンパク質）：副菜（ビタミン・ミネラル）＝3：1：2」となります。

主食（炭水化物）はご飯やパンや麺類などです。

主菜（タンパク質）は、卵製品、肉類や牛乳、大豆製品や魚などになります。肉系のタンパク質と魚のタンパク質、大豆製品の植物性タンパク質をとることをおすすめします。

ビタミンやミネラル類がとても大切

副菜（ビタミン・ミネラル）は野菜、果物、海藻などになります。炭水化物などは体のエネルギーになり、タンパク質などは筋肉や内臓を作ります。**ビタミンやミネラルは体の調子を整える**と思ってください。3つがあわさって筋肉を良い状態にします。

ビタミンやミネラルが実はとても大切なのです。

レモンや梅干しなどはクエン酸を多く含みます。筋肉にたまった疲労物質を排出する働きがあり、血液の流れを良くします。海藻類や魚介類は、筋肉の働きを良くするマグネシウムを多く含みます。

また、抗酸化物質は筋肉の老化を防ぐ効果があります。代表的なものは緑黄色野菜などですが、オリーブオイル、魚、海藻、納豆、お酢などもそうです。抗酸化作用のある食材は血流も良くしてくれます。

まずは、このあたりに気をつけるのが、筋肉に対してやさしい環境調整となるでしょう。

おわりに

私は、臨床運動学という学問を専門としています。臨床運動学は、病気の影響により人の体の運動がどのように変わるかをとらえる学問です。機能や能力を改善させるリハビリテーション治療の基礎となります。

多くの患者さんを拝見し、お話ししてきましたが、ストレッチを「筋力のためのもの」と考えている方が多いように感じています。たしかにストレッチは、筋線維を伸ばしてリラックスをはかったり、最大筋力を高めたりすることにも貢献しますが、何より大切な目的は関節可動域を広げることなのです。

ご好評いただいた『何歳からでも丸まった背中が2ヵ月で伸びる！』では、背筋力の衰えにより、頭の重さを支えられなくなった結果、背中が丸くなるというメカニズムを解説しました。

たしかに、筋力は年齢とともに衰えていきます。背筋力は40代から急激に低下し、四十肩や五十肩といわれる肩のこりや頸部のだるさを訴える方が増え、次第に体の重量に耐えられなくなり、手すりを使ったり休憩が増えたりします。

人によっては椎間板の骨折や痛みを持つようになる方もいるでしょう。姿勢は少しずつ前にかがみになります。

しかし、背中が丸くなるのには、もうひとつ、重要な要素があります。それは、背中を伸ばすために必要な関節可動域が減少することです。

みなさんは、立った姿勢で体を後ろに倒して壁を見られますか？　若いうちはできたはずです。子どもの頃、両手を床について、よつんばいの逆さバージョンになるブリッジや、バック転などの練習をされたことでしょう。

しかし、年を重ねるとできにくくなります。これは筋力ではなく、関節が曲がらなくなった証拠なんです。関節の曲がりを改善せず、背筋力をただつけようとしても、うまくいかないということです。

関節がどれだけ伸びるか、しっかり把握したうえで、その関節可動域全域を動かす筋力をつけなければ、背中は丸まったままです。腰も、肩も、そして首も同じです。

関節を伸ばすための可動域がせまくなっていることをぜひ知ってください。

背中を伸ばす、肩を伸ばす、首を伸ばす、その角度をほんの5度広げるだけで、生活は大きく変わるはずです。今まで前のめりになっていた姿勢がしっかりするようになったり、今まで肩こりがあったのが気にならなくなったりするでしょう。たかが5度ですが、されど重大な5度。

本書でチェックをして、足りない関節可動域については、今日からストレッチを始めてみてください。ただ、無理に伸ばそうとせず、1ヵ月をひとつの目標にしましょう。きっと良い効果が得られると思います。

中山恭秀

〈著者紹介〉

安保雅博（あぼ・まさひろ）

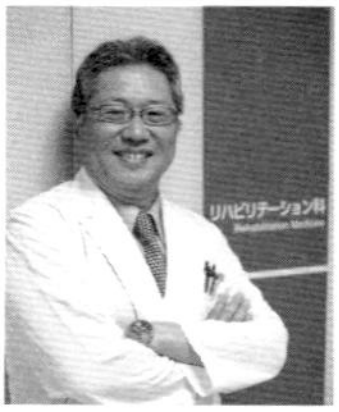

◇―リハビリテーション科医／博士（医学）。東京慈恵会医科大学附属病院副院長。リハビリテーション科診療部長。
1990年東京慈恵会医科大学卒業。1998年～2000年までスウェーデンのカロリンスカ研究所に留学。2007年よりリハビリテーション医学講座主任教授。2016年、同病院副院長に就任。
◇―リハビリテーション治療のパイオニア。脳卒中後遺症が専門。重度麻痺に対する筋肉注射のボツリヌス療法は有名。これまで1万5000回以上の施行を行う。軽度及び中等度の麻痺に対する、反復性経頭蓋磁気刺激療法と集中的リハビリテーションを組み合わせた、治療体系NEURO®を世界で初めて施行し、成功。
東京都から指定を受けた地域リハビリテーション支援センターとして、地域集会所で出前講座を80回以上開催。多くの高齢者に「寝たきり予防法」を伝えてきた。
◇―著書に中山氏との共著『寝たきり老後がイヤなら 毎日とにかく歩きなさい！』『何歳からでも 丸まった背中が2ヵ月で伸びる！』『家でも外でも転ばない体を2ヵ月でつくる！』（すばる舎）、監修書に『腕が上がる 指が動く 脳卒中によるマヒのためのリハビリテーション・ハンドブック』（講談社）などがある。

中山恭秀（なかやま・やすひで）

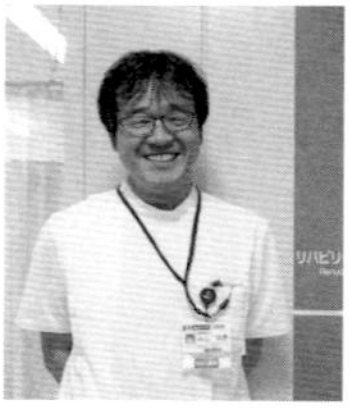

◇―理学療法士／博士（リハビリテーション科学）。東京慈恵会医科大学附属病院リハビリテーション科技師長。広島大学医学部客員教授。1992年に東京都立医療技術短期大学卒業。1998年に明治学院大学卒業、2001年に筑波大学大学院リハビリテーションコース修了、2012年に筑波大学大学院人間総合学科研究科修了。2013年から分院技師長を経て現職。4つある附属病院の統括所属長として、多くの理学療法士や作業療法士等を束ねる。2021年よりリハビリテーション医学講座准教授。
◇―臨床経験32年、あらゆる領域の理学療法を担当。なかでも脳卒中後の片麻痺やパーキンソン病など、「中枢神経系」の問題で生じる歩行障害や動作障害の改善について、三次元動作解析などをもとに研究。
「患者さんを目の前にして何ができるか」を追究する日々。臨床業務や後進の指導に奔走する傍ら、講習会や講演、大学での非常勤講師、連載執筆、所属学会の雑誌編集や論文査読委員、学術大会におけるシンポジストや座長なども積極的に行っている。
◇―著書に安保氏との共著『寝たきり老後がイヤなら 毎日とにかく歩きなさい！』『何歳からでも 丸まった背中が2ヵ月で伸びる！』『家でも外でも転ばない体を2ヵ月でつくる！』（すばる舎）、編著書に『3日間で行う理学療法臨床評価プランニング』（南江堂）などがある。

ブックデザイン　田中俊輔
イラスト　中村加代子
編集　水沼三佳子（すばる舎）

首・肩・背骨の「可動域」を
5度広げるだけで体がラクに健康になる！

2024年11月20日　第1刷発行
2025年4月18日　第2刷発行

著　者——安保雅博／中山恭秀
発行者——徳留慶太郎
発行所——株式会社すばる舎
東京都豊島区東池袋3-9-7 東池袋織本ビル　〒170-0013
TEL　03-3981-8651（代表）　03-3981-0767（営業部）
https://www.subarusya.jp/
印　刷——ベクトル印刷株式会社

落丁・乱丁本はお取り替えいたします

ISBN978-4-7991-1229-8